U0746567

中国民族医药学会
China Medical Association Of Minorities

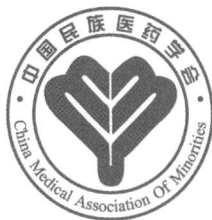

中国民族医药学会
图书出版规划项目

情志疗法

主编◎包丰源

中国健康传媒集团
中国医药科技出版社 ·北京

内 容 提 要

　　情志疗法以中医"百病生于气"的情志致病理论为基础，结合西医学和心理学关于情绪刺激对心血管、神经等系统的影响研究，通过深入的理论研究和大量案例详细论证，总结出数十种疾病与情绪之间的对应关系，并进一步创新性地提出通过释放、化解与清除情绪因素调理疾病、改善健康的标准化操作方法，为情绪与疾病相关研究开拓了全新的应用路径。

　　本书以教案形式编写，共分为三部分。基础篇介绍了情志疗法的职业概述和历史源流；操作篇介绍了情志疗法的操作规范和解读；实践篇主要选取临床常见的内科病症、精神科病症、骨科病症、妇科病症及五官科病症进行介绍，并附有具体案例，帮助读者更好地理解和应用。本书所介绍的情志疗法有助于提高中医学研究的实用价值，推动中医治未病理念和情志学说的落地。本书适合情志疗法培训学员和相关从业者参考阅读。

图书在版编目（CIP）数据

情志疗法 / 包丰源主编 . — 北京：中国医药科技出版社，2022. 4（2025. 9 重印）
ISBN 978-7-5214-2786-8

Ⅰ . ①情… Ⅱ . ①包… Ⅲ . ①情感性精神病－中西医结合疗法－技术操作规程－教材 Ⅳ . ① R749.405-65

中国版本图书馆 CIP 数据核字（2022）第 022420 号

美术编辑　陈君杞
版式设计　也　在

出版　**中国健康传媒集团** ｜ 中国医药科技出版社
地址　北京市海淀区文慧园北路甲 22 号
邮编　100082
电话　发行：010-62227427　邮购：010-62236938
网址　www.cmstp.com
规格　710 × 1000 mm $\frac{1}{16}$
印张　15 $\frac{1}{4}$
字数　242 千字
版次　2022 年 4 月第 1 版
印次　2025 年 9 月第 4 次印刷
印刷　河北环京美印刷有限公司
经销　全国各地新华书店
书号　ISBN 978-7-5214-2786-8
定价　**68.00 元**

获取新书信息、投稿、为图书纠错，请扫码联系我们。

编委会

主　编　包丰源

副主编　招　辉　王　斌

编　委（按姓氏笔画排序）

史光磊　孙　玫　杨艳辉

张　乾　张宇晴　陈书璇

陈伟玲　岳春红　钟惠妮

徐正东　黄珍平　黎凯如

　　《情志疗法》是基于中国民族医药学会理事、中国民族医药学会医史文化分会副会长、中国中医药信息学会中医医院管理分会理事、中国未来研究会标准化委员会中医领域技术委员、2023 年度中医情志疗法科技创新人物奖获得者包丰源老师所创立的情志疗法而编写的，详细介绍了情志疗法的历史源流、基本理论、操作规范和调理方法。

　　书中提到的情志疗法以中医情志学说为基础，结合西医学和心理学关于情绪刺激对心血管、神经等系统的影响研究，通过深入的理论推导和大量案例的详细论证，明确了十多种疾病与情绪之间的对应关系，使传统中医情志学说更加具象化、科学化、可操作化。同时，创新性地提出了通过释放、化解与清除情绪因素调理疾病、改善健康的标准化操作方法，为情绪与疾病的相关研究开拓了全新的应用路径，并在实践中取得了良好的效果。

　　本书为《情志疗法》一书的修订重印。该书第一印次自 2021 年首次出版以来，得到了广大读者的欢迎与支持。包丰源老师带领编写团队组织了六期"情志疗法"公益培训，多场线上、线下读书会、沙龙及"情志疗法"第一期专业课程，为有志于从事大健康领域相关工作的学员提供进一步理论和实践学习的机会，包括帮助大家深入掌握情志疗法的原理和操作标准，以及相关的流程要求和注意事项，并运用"情志疗法"为改善更多人的身心健康水平提供有益贡献。

　　通过学习，学员们对于情绪与疾病的关系有了更深的认识，不仅仅认识到自身疾病的精神情志原因，更重要的是改变了自己多年来的一些错误观念和处事方式，对与父母、爱人、孩子、同事之间的诸多社会关系有了更深层次的理解，自身的负面情绪得到了消解，并且能够更加积极健康地看待自己、看待家庭、看待社会，学会了积极正向的思维方式。

此次重印出版，旨在吸纳近几年最新的研究和实践成果，全面系统地介绍运用情志疗法调理致病情绪的科学规范，有助于更多健康行业从业者开展情志疗法理论和操作方法的学习，共同提高中医学研究的实用价值，推动中医治未病理念和情志学说的落地。

中医情志学说由来已久。中国最早的医学典籍《黄帝内经》中，其心理保健思想要比古希腊的《希波克拉底文集》更为丰富和成熟。无论是对身心疾病的心理致病因素、发病机制的认识，还是对身心疾病的诊断和防治，《黄帝内经》都有许多影响至今的论述，并已形成一套完整的理论体系。其中，《素问·阴阳应象大论》提出"怒伤肝""喜伤心""思伤脾""忧伤肺""恐伤肾"，《素问·举痛论》曰："余知百病生于气也，怒则气上，喜则气缓，悲则气消，恐则气下，寒则气收，炅则气泄，惊则气乱，劳则气耗，思则气结。"这些观点都指出了情绪对身体影响的定向性与定位性。

中医情志学说在历代名医经典中均有涉及，如东汉名医张仲景在《伤寒论》序中畅言养生的重要性；唐代名医孙思邈在《备急千金要方》中专有"养性"之论；宋代陈无择的《三因极—病证方论》认为，七情的刺激是三大类致病因素中的一大类，强调了心理因素在疾病发生发展中的重大作用。

中医学强调人体是一个有机的整体，人体各脏腑组织之间以及人体与外界环境之间不断产生矛盾又解决矛盾，并在这个过程中维持着相对的动态平衡，从而保持人体正常的生理活动。中医学始终强调身心合一，认为每个身体的外在表现都能够找到对应的内在心理活动，经由内在心理调节能够改善身体状况。

情绪也是西医学、心理学的重要研究课题。在这类研究中，通常将很多疾病或身体变化看作是情绪应激反应作用于神经内分泌系统的结果。大量的实验性研究也证实了情绪与身体指标之间的关系。近年来，国内外研究中对于情志记忆和疾病之间关系的探索，主要是通过理论和试验研究，不断发现情绪记忆对人的长远影响，并试图建立和疾病之间的关系。但对于情绪与疾病之间明确的对应关系，以及如何处理致病的情绪问题，多是通过心理咨询、冥想、瑜伽或传统精神疾病药物进行治疗，在临床应用方面还缺乏完整系统有效的操作方法。

本书所编写的由包丰源老师创立的"情志疗法",在以上方面实现了重要突破和创新,主要体现在以下4个方面。

一、明确了部分疾病与情绪之间的对应关系,并非只是概括性阐述具有情绪方面的问题,而是能够具体指出导致疾病的具体情绪。

二、将情绪处理作为调理的主要手段运用,认为情绪是导致疾病的根本原因,在治疗上也从情绪、思想、精神问题入手。

三、关注导致疾病发生的早期情绪,并非局限于当前的心理状况,而是通过当下疾病症状,追根溯源,找到诱发疾病的情绪问题,回顾过往的生活事件,改变患者的内在认知。

四、直接针对情绪问题进行处理,并非以抚慰舒缓为情绪调节手段,而是回归到情绪产生的事件中,清除、化解、释放存储在内心的情绪记忆及影响,以情绪的消除带动身体状况的好转。

正是由于立足情绪问题进行调理,所以情志疗法的研究成果在国内外均达到了独创性和领先性的水平,极大地推动了情绪与疾病对应关系的科学研究与实践应用。

情志疗法在理论研究和实践应用中形成了以下4个鲜明特点,有助于其在全社会范围内开展推广应用。

一、科学创新性。情志疗法在理论层面上,实现了从理念到科学理论体系的突破;在应用层面上,实现了从心理抚慰调节到科学标准的情绪处理操作的跃升。

二、安全可靠性。情志疗法无须借助药物或手术治疗,属于非药物疗法。通过科学的非侵入性方法,快速有效地缓解情绪对身体的影响,无创伤,不涉及药物不良作用,安全可靠。

三、适用范围广。情志疗法既可以作为主要手法调理疾病,也可以作为辅助手法调理身心健康。

四、易于学习和操作。情志疗法的理论和操作方法具有标准化的体系,易于学习和操作,便于在全社会范围内进行科学普及和推广应用。

本书详细介绍了情志疗法的理论体系、调理方法和不同案例中的具体应用。其中第一章至第五章为基础篇,介绍了情志疗法调理师的职业概述和情志疗法基础理论等;第六章、第七章为操作篇,介绍了情志疗法的操作规范和操作解读；第八章至第十二章为实践篇，介绍了支气管哮喘、冠状动脉粥样硬化性心脏病、糖尿病等23种常见病症，从西医的流行病学特征、病因病机、临床诊断等，到中医对上述疾病的认知、情绪与疾病的对应关系、具体案例等，进行了详细阐述，方便读者深入学习和理解。

最后，感谢近年来支持与推动情志疗法发展的各位专家和领导：中国民族卫生协会中医药预防分会会长李桂英、中国中医药信息学会中医医院管理分会会长陈珞珈、中国民族医药学会会长许志仁等。有他们的帮助与支持，才有了情志疗法的发展和本书的出版。也希望更多有志于从事中西医、大健康管理、心理咨询、美容、康养事业的同仁共同学习情志疗法，并将其运用到日常疾病预防、治疗、身心调理中去，帮助更多的人改善身心健康，实现幸福快乐的生活。

编者

2024年12月

情志疗法相关成就

一、获奖情况

2023年9月，"中医情志疗法理论创新与实践应用"项目获得中国民族医药协会2023年度科学技术进步三等奖（该奖项为国家科技部国家科学技术奖励办公室批准设立）；

2023年2月，"中医情志疗法理论创新与实践应用"项目获得中国民族医药学会科学技术二等奖；

2022年5月，"中医情志疗法的理论创新与实践应用"项目经北京市科学技术奖励办公室核准，完成国家科技成果登记，批准登记号为9112022Y745；

2022年1月，"中医情志疗法的理论创新与实践应用"项目获得国家卫生健康委"十四五"规划全国重点课题一等奖；

2021年3月，"运用情志疗法调理致病情绪的研究与应用"科学技术成果评价成果鉴定被评为：达到国际领先。

二、团体标准

2024年12月，"情志疗法实践应用指南——抑郁症调理"（项目标号T/HSIPA 001-2024）团体标准发布实施；

2023年6月，"情志疗法实践应用指南——乳腺增生调理"（项目标号T/HSIPA 001-2023）团体标准发布；

2022年11月，"情志疗法操作规范"（项目标号T/HSIPA-002-2022）团体标准发布。

三、出版著作

《情志疗法》获得 2023 年度中国民族医药学会学术著作三等奖；

《心转病移》获得 2020 年度中国民族医药学会学术著作三等奖。

四、发布论文

相关理论成果已经在国家级和省级期刊《医学研究》《江西中医药》《世界最新医学信息文摘》《中国保健营养》《健康之路》以及美国期刊 International Tournal of Clinical Psychiatry and Mental Health（《国际临床精神病学及心理健康》）发表论文 16 篇，其中《以妇科类疾病为例探讨情绪与疾病关系及疗法》等 3 篇论文获得一等奖，受到业界好评。

五、获得知识产权

"情绪与疾病对应关系""情志疗法""情志疗法致病情绪操作规范""心转病移""调理脏腑器官九宫技术""舒缓经络通常的基本法""调理糖尿病手法"等。

六、科研项目

《运用"情志疗法"调理抑郁病症的研究和应用》成功申报 2022 年度中国民族医药学会科研项目（项目编号：2022Z1129-810301），并于 2024 年 12 月正式结题；

《运用情志疗法调理乳腺增生在健康管理中的操作规范》成功申报 2021 年度中国民族医药学会科研项目（项目编号：2021Z1176-610001），并于 2022 年 11 月正式结题。

目录

基 础 篇

操作篇

实践篇

基础篇

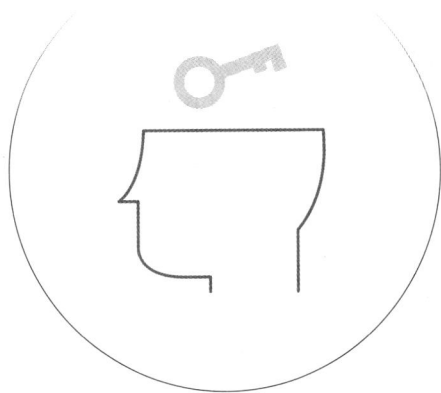

第一章 情志疗法调理师的职业概述

本章主要介绍情志疗法调理师的职业道德、修养及医学伦理的基本知识。旨在帮助有志于成为或已经成为情志疗法调理师的从业人员，重点掌握情志疗法调理师的职业道德、职业守则、权利与义务，并根据此行业特点，熟悉行业医德规范。

第一节 职业道德与规范

一、职业道德

道德是社会学意义上的一个基本概念，是人的思想品质和言行规范的总和。不同的社会历史阶段、社会制度、社会阶层都有不同的道德标准。所谓道德，是由一定的社会经济基础所决定，以善恶为评价标准，以法律为保障并依靠社会舆论和人们内心信念来维系的，调整人与人、人与社会及社会各成员之间关系的行为规范的总和。

我国的社会主义道德规范既继承了中华民族五千多年的优秀传统，又反映了时代的特点，其基本道德规范是：爱岗敬业、诚实守信、办事公道、服务群众、奉献社会。这五句话是全社会所有行业都应当遵守的公共性的职业道德准则。

职业道德是一般道德在职业行为中的反映，是社会分工的产物。所谓职业道德，就是人们在进行职业活动过程中，一切符合职业要求的心理意识、行为准则和行为规范的总和。它是一种内在的、非强制性的约束机制，是用来调整职业个人、职业主体和社会成员之间关系的行为准则和行为规范。

职业道德是人们在职业实践活动中形成的规范，人们对自然、社会的认识依赖于实践，正是由于人们在各种各样的职业活动实践中，逐渐认识到人与人之间、个人与社会之间的道德关系，才形成了与职业实践活动相联系的特殊的道德心理、道德观念、道德标准。由此可见，职业道德是随着职业的出现以及人们的职业生活实践形成和发展起来的，有了职业就有了职业道德，出现一种职业就随之有了关于这种职业的道德。

情志疗法调理师是一种特有行业，是社会的"窗口行业"，而且该行业与人民的健康服务密切联系。因此，情志疗法调理师行业的职业道德要求应该更加严格、规范，更能体现社会主义高尚的社会风尚和精神文明程度。作为一名合格的劳动者，严格遵守职业道德要求是从业的基本条件。

二、职业规范

情志疗法调理师的职业道德，是指从业者在从事情志疗法职业工作过程中，必须遵循的与情志疗法调理师职业相适应的道德要求和行为规范。它包括了情志疗法调理师处理其与社会关系、患者、职业、同事及同行之间关系的道德准则，具体表现为以下 6 个方面。

（一）诚信守法

诚信，就是实事求是地待人做事，不弄虚作假。每名情志疗法调理师都要在工作中严格遵守国家的法律法规和本职工作的条例、纪律，重视信誉，恪守诺言。

守法，就是遵守国家的各项法律规定，这是情志疗法调理师行业健康发展的根本保证。情志疗法调理师行业的职业活动必须在国家法律法规、社会舆论和道德规范允许的条件下顺利进行。情志疗法调理师必须依法执业，自觉抵制一切不健康的经营性行为。同时，情志疗法调理师享有依法保护自己正当职业工作的权益，应该熟悉和遵守与本职业相关的法律规定，如《中华人民共和国劳动法》《公共场所卫生管理条例》《中华人民共和国执业医师法》等。

（二）爱岗敬业

通俗地说，就是"干一行爱一行"，它是人类社会所有职业道德的一条核心规范。它要求从业者既要热爱自己所从事的职业，又要以恭敬的态度对待自己的工作岗位。爱岗敬业是职责，也是成才的内在要求。

爱岗，就是热爱自己的本职工作，并尽心竭力。情志疗法调理师应以正确的态度对待工作、患者以及需要提供帮助的人，努力培养对自己所从事工作的幸福感、荣誉感。

敬业，就是用恭敬严肃的态度对待自己的职业。任何时候用人单位都只会倾向于选择那些既有真才实学又踏踏实实工作、秉持良好工作态度的人。这就要求从业者只有养成"干一行、爱一行、钻一行"的职业精神，专心致志搞好工作，才能做到真正意义上的敬业，并在平凡的岗位上创造出奇迹。

一个人如果看不起本职岗位，心浮气躁、好高骛远，不仅违背了职业道德规范，还会失去自身发展的机遇。虽然社会职业在外部表现上存在差异性，但只要从业者热爱自己的本职工作，并能在自己的工作岗位上兢兢业业工作，终会有机会创造出优秀的业绩。

情志疗法调理师必须热爱本职工作，树立职业理想，有强烈的事业心。在工作中要认真负责，严格要求自己，能吃苦耐劳、忠于职守、团结协作，全心全意服务患者，以一流的技术和一流的服务树立良好的职业形象，换取相应的职业回报。

（三）文明执业

文明执业是社会主义职业道德的必然要求，也是职业发展的客观需要，情志疗法调理师的文明修养程度直接影响着行业本身的服务质量。文明执业是达到优质服务的保证，既能体现职业人员的文明修养，也促进情志疗法调理师与患者、同行、求助者、社会之间建立和谐、协调、公平、公正、健康的良好关系。

（四）精益求精

情志疗法调理师行业与人民的健康息息相关。因此，必须本着以患者为本、以健康为本的原则开展一切执业活动，确保服务过程符合工作流程，对患者有益无害。同时，要不断钻研本职业务，努力提高自己的劳动技能和相关的医学知识水平，在业务技能方面精益求精，尽善尽美。

（五）讲究卫生

情志疗法调理师要有较强的卫生观念和良好的卫生习惯，遵守一切卫生制度。要仪表整洁、着装规范，执业场所的环境要卫生、优美、整洁、合法和规范，使患者感到舒适和安全。

（六）慎言守密

情志疗法调理师行业是与医疗、中医相关的特殊服务性行业，从业人员应该保护患者的人格尊严和相关医疗资料等个人隐私，这是这个行业对从业人员在从事职业活动时具体言行的特殊要求。

第二节　职业守则

在社会主义市场经济条件下，整个的社会主义职业道德水平在不断提高，从业人员遵守国家法律法规的自觉性也在不断提高。在当今法制建设不断完善的时代，每一位职业从业者必须时刻把握遵纪守法的准绳，包括自觉遵守职业守则。职业守则是针对每一个行业的特点制定的从业人员具体的行为规范。情志疗法调理师的职业特点是需要面向社会各界人群，面向社会的健康需求者。每一位情志疗法调理师都应在执业过程中自觉遵守本行业的职业守则。

一、职业精神

责任：保持服务工作的专业水准，对自己的专业、伦理及法律责任有充分的认知，维护专业信誉，并承担相应的社会责任。

诚信：在工作中做到诚实守信，在临床实践、研究与发表、教学工作以及各类媒体的宣传推广中坚持真实性的原则。

公正：公平、公正地对待相关专业的工作及人员，始终保持谨慎态度，防止因自己潜在的偏见、能力局限、技术限制等导致的不适当行为发生。

尊重： 尊重每一位寻求专业服务的患者，尊重其隐私权、保密性和自我决定的权利。

二、职业理念

（一）爱国守法，维护社会公德

热爱国家、遵纪守法是每一位公民应尽的责任和义务，也是对所有从业人员的基本要求。道德和法纪虽是不同的社会规范，但本质上都是为社会主义事业服务，它们紧密联系、相互渗透、相辅相成。

社会公德是所有社会成员在公共生活领域中应该共同遵循的基本道德规范，《公民道德建设实施纲要》中对社会公德进行了详细描述。情志疗法调理师也应该严格遵照执行，并自觉同不良行为进行斗争。

（二）文明礼貌，自尊自强

讲文明、懂礼貌是社会主义职业道德和精神文明建设的必然要求，也是个人职业发展的客观需要。情志疗法调理师行业是面向社会各界人群进行健康服务的行业，其服务性质决定了所有从业人员都必须在执业过程中文明礼貌待客。只有充分尊重和秉承中华民族的优秀文化传统，才能树立良好的社会形象，让更多的人接受情志疗法调理师行业。

自尊、自强是增强自信、走向自立的先决条件，自珍、自爱是合法执业、树立良好职业形象的基础。情志疗法调理师要坚定不移地相信自己选择的行业具有确切的科学根据和广泛的社会需要，努力在工作中发挥自己的聪明才智，做出优秀的成绩，在帮助人们拥有身心健康的同时也为自己和社会创造更多的财富。

（三）勤奋好学，相信科学

情志疗法调理师从事的工作与患者的身心健康息息相关。情志疗法调理师要通过自己的专业知识和技能，帮助患者唤醒自愈潜能，拥有健康幸福的生活。每一位合格的情志疗法调理师都必须不断地学习医学理论知识，努力提高自己的医学素养和工作技能，将学到的医学知识和技能灵活、合理地应用到自己的业务工作中，从而帮助解决患者的健康问题。只有这样，才能达到为人民健康服务的目标。

同时，医学知识和技能的专业性较强，为了增强广大群众的身心健康意识，情志疗法调理师在工作中要用自己的专业技能和医学知识宣传和教育广大人民群众，加深群众对情志疗法调理师行业的认同，扩大本行业的群众基础。在宣传和教育的过程中应做到内容科学、实事求是，不能无根据地夸夸其谈或曲解医学知识，也不能进行错误引导，更不能道听途说地散布伪科学的知识和观点。

（四）热情服务，合法经营

健康是广大人民群众最关心的事情，情志疗法调理师是在从事着一项高尚而伟大的事业，所以在工作中要怀着诚挚的心情，热情周到地为患者服务，努力做到以患者为先、全心全意为患者服务，树立良好的社会职业形象。

情志疗法行业是营利性的服务行业，是用专业知识和技能为患者解决身心健康问题的行业，与其他行业一样要接受国家工商、税务等行政执法单位的管理和监督。合法收费、合法经营是每一位情志疗法调理师从业人员必须遵守和执行的行为准则。只有做到合法经营，才能保证本行业健康有序地长久发展下去。

（五）规范施术，维护健康

情志疗法行业具有特殊的服务方式，在服务过程中有许多对技术要求很严格的操作，因而每位情志疗法调理师都应熟练掌握相应技术的适用范围、规范、禁忌证、注意事项等基本原则和工作程序。只有按照规范要求施行情志疗法，才能保证对患者的调理安全、可靠、有效，进而更好地维护患者的身心健康。

三、职业细则

（一）以科学研究为依据，在专业界限和个人能力范围内以负责任的态度开展评估、咨询、治疗、督导、实习生指导以及研究工作。不断更新专业知识，提升专业水平，保持个人身心健康水平，以更好地满足专业工作的需要。

（二）尊重服务对象，不得因年龄、性别、种族、性取向、宗教信仰、政治立场、文化水平、身体状况、经济状况等因素歧视对方。

（三）服务前应首先让受众个体或群体了解身心健康的基本理论、知识和情志疗法的工作性质、特点以及个体自身的权利和义务。

（四）在对个体或群体进行情志疗法调理时，应与个体对工作的重点进行讨论并达成一致意见，必要时（如采用某些干预措施时）应与个体签订书面协议。

（五）服务对象应该平等享有所需的身心健康服务。情志疗法调理师的最终目标是提高全民健康水平，不应只服务于"高端"人群。

（六）情志疗法调理师与服务对象应形成服务与被服务的双向互动关系。

（七）应向服务对象提前告知并讲解收费标准、服务时间以及可能出现的身体状况，让服务对象心中有数，在知情、同意的基础上接受方便、经济、综合、有效的情志疗法调理服务。

（八）始终严格遵守保密原则，具体如下。

1. 在服务过程中，出于对特殊服务对象的保护，凡是不利于其身心健康的或有可能对其产生不良影响的事情，都应保守秘密。从业者有责任向个人或群体说明情志疗法调理师工作的相关保密原则以及应用这一原则时的限度。

2. 在情志疗法调理过程中，一旦发现个人或群体有危害自身或他人的情况，必须采取必要的措施，防止意外事件发生（必要时应通知有关部门或家属），应将有关保密的信息披露限制在最低范围之内。

3. 工作中的相关信息，包括个案记录、检查资料、信件、录音、录像和其他资料，均属专业信息，应在严格保密的情况下进行保存，不得泄露。

4. 只有在个体同意的情况下才能对工作或危险因素干预过程进行录音、录像。在因专业需要进行案例讨论，或采用案例进行教学、科研、写作等工作、科普宣传时，应采取必要措施保护当事人隐私，隐去可能会据此辨认出个体的有关信息（如姓名、家庭背景、特殊成长或创伤经历、体貌特征等），采取必要措施保护当事人隐私。

5. 正确对待服务对象的隐私，正确对待性传播疾病等涉及个人性道德、性行为方面隐私的患者。

（九）不得以收受实物、获得劳务服务或其他方式作为其专业服务的回报，以防止出现引发冲突、破坏专业关系等潜在危险。

（十）尊重寻求专业服务者的文化多元性。情志疗法调理师应充分认识自己的价值观，以及对寻求专业服务者产生的可能影响，并尊重寻求专业服务者的价值观，避免将自己的价值观强加给寻求专业服务者或替其做出重要决定。

（十一）清楚认识自身所处位置对寻求专业服务者的潜在影响，不得利用其对自己的信任或依赖剥削对方，为自己或第三方谋取利益。

（十二）清楚了解多重关系（如与寻求专业服务者发展家庭、社交、经济、商业或其他密切的个人关系等）对专业判断可能造成的不利影响及损害寻求专业服务者福祉的潜在危险，尽可能避免与后者发生多重关系。在多重关系不可避免时，应采取专业措施预防可能产生的不利影响，例如签署知情同意书、告知多重关系可能的风险、寻求专业督导、做好相关记录等，以确保多重关系不会影响自己的专业判断，并且不会危害寻求专业服务者。

（十三）不得与当前寻求专业服务者或其家庭成员发生任何形式的性关系或亲密关系，包括当面和通过电子媒介进行亲密沟通与交往。不得对与自己有过性关系或亲密关系者进行情志疗法。一旦关系超越了专业界限（如开始性关系和亲密关系），应立即采取适当措施（如寻求督导或同行建议），并终止专业关系。

（十四）认为自己的专业能力无法为寻求专业服务者提供专业服务，或不适合与后者维持专业关系时，应与督导或同行讨论后，向寻求专业服务者明确说明，并本着负责的态度将其转介给合适的专业人士或机构，同时书面记录转介情况。

（十五）应确保寻求专业服务者了解自己与情志疗法调理师双方的权利、责任，明确介绍收费标准，告知寻求专业服务者享有的保密权利、保密例外情况以及保密界限。认真记录评估、咨询、治疗过程中有关知情同意的讨论过程。

（十六）只有在得到寻求专业服务者书面同意的情况下，才能对咨询或治疗过程进行录音、录像、教学演示。

（十七）专业服务开始时，有责任向寻求专业服务者说明工作的保密原则及其应用的限度、保密例外情况，并请求对方签署知情同意书。

（十八）清楚了解保密原则的应用有其限度，下列情况为保密原则的例外。

1. 发现寻求专业服务者有伤害自身或他人的严重危险。

2. 不具备完全民事行为能力的未成年人等受到性侵犯或虐待。

3. 法律规定需要披露的其他情况。

（十九）如果由团队为寻求专业服务者服务，应在团队内部确立保密原则，并只有确保寻求专业服务者隐私受到保护时才能讨论其相关信息。

（二十）在工作中介绍和宣传自己时，应实事求是地说明专业资历、学历、学位、专业资格证书、专业工作等情况。不得贬低其他专业人员，不得以提供虚假信息、误导、欺瞒的方式宣传自己或所在机构、部门。

（二十一）承担必要的社会责任，为社会提供部分专业工作时间作为有偿或公益性质的专业服务。

四、教学、培训和督导

从事教学、培训和督导工作的情志疗法指导师应努力发展有意义、值得尊重的专业关系，对教学、培训和督导保持真诚、认真、负责的态度。

（一）从事教学、培训和督导工作旨在促进学生、被培训者或被督导者的个人成长及专业发展。教学、培训和督导工作应有科学依据。

（二）从事教学、培训和督导工作时应持多元的理论立场，让学生、被培训者或被督导者有机会比较并培养自己的理论立场。督导者不得把自己的理论取向强加于被督导者。

（三）从事教学、培训和督导工作的情志疗法指导师应基于其教育训练、被督导经验、专业认证及适当的专业经验，在可胜任的范围内开展相关工作，且有义务不断加强自己的专业能力和伦理意识。督导者在督导过程中遇到困难，也应主动寻求专业督导。

（四）从事教学、培训和督导工作的情志疗法指导师应熟练掌握专业伦理规范，并提醒学生、被培训者或被督导者遵守伦理规范和承担专业伦理责任。

（五）从事教学、培训工作的情志疗法指导师应采取适当措施设置和计划课程，确保在教学、培训过程中能够提供适当的知识和实践训练，达到教学、培训的目标。

（六）承担教学任务的情志疗法指导师应向学生明确说明自己与实习场所督导者各自的角色与责任。

（七）担任培训任务的情志疗法指导师在进行相关宣传时应实事求是，不得夸大或欺瞒；应有足够的伦理敏感性，采取必要措施保护被培训者的个人隐私和福祉。培训项目负责人应为该项目提供足够的专业支持和保证，并承担相应责任。

（八）担任督导任务的情志疗法指导师应向被督导者说明督导目的、过程、评估方式及标准，告知督导过程中可能出现的紧急情况，以及中断、终止督导关系的处理方法。应定期评估被督导者的专业表现，并在训练方案中提供反馈，以保障其专业服务水准。考评情志疗法调理师应实事求是，诚实、公平、公正地给出评估意见。

（九）从事教学、培训和督导工作的情志疗法指导师应审慎评估学生、被培训者或被督导者的个体差异、发展潜能及能力限度，适当关注其不足，必要时给予发展或补救机会。对不适合从事情志疗法工作的人员，应建议其重新考虑职业发展方向。

（十）承担教学、培训和督导任务的情志疗法指导师有责任设定清楚、适当、具文化敏感度的关系界限，不得与学生、被培训者或被督导者发生亲密关系或性关系，不得与有亲属关系或亲密关系的专业人员建立督导关系。

（十一）从事教学、培训或督导工作的情志疗法指导师应清楚认识自己在与学生、被培训者或被督导者关系中的优势，不得以工作之便利用对方为自己或第三方牟取私利。

（十二）承担教学、培训或督导任务的情志疗法指导师应明确告知学生、被培训者或被督导者，寻求专业服务者有权了解提供治疗者的资质，若在教学、培训和督导过程中使用寻求专业服务者的信息，应事先征得其本人同意。

（十三）承担教学、培训或督导任务的情志疗法指导师对学生、被培训者或被督导者在咨询或治疗过程中出现的违反伦理的情形应保持敏锐感，若发现此类情形应与他们认真讨论，并保护寻求专业服务者的福祉及权益。对情节严重者有责任向本学会专业委员会伦理工作组或其他适合的权威机构举报。

第三节 伦理及相关权利、义务

一、伦理关系及规范

（一）情志疗法的伦理关系

（1）情志疗法的伦理关系是指在进行情志疗法调理的过程中，技术提供者与服务对象之间建立的各种关系。

（2）情志疗法的伦理关系内容包括：情志疗法提供者与社会人群的关系，情志疗法提供者与服务对象的关系，情志疗法提供者之间的关系，情志疗法提供者、服务对象与社会、环境的关系等。

（3）情志疗法的伦理关系是一种双向的、特定的、动态的关系，是医学伦理关系的重要组成部分。培育并维护良好的伦理关系是情志疗法调理师在实践中的重要一环，是取得实效的必要前提。

（4）情志疗法的伦理关系特点是，服务者与服务对象之间的关系不能照搬医院的医患关系，也不能等同于一般的人际交往。情志疗法调理师要在实践中不断探索，形成并不断完善适合中国国情的情志疗法相关的伦理关系。

（二）情志疗法的伦理规范

1. 情志疗法调理师的伦理规范含义及作用

情志疗法调理师的伦理规范是指，在情志疗法调理实践中，情志疗法调理师与服务对象双方应共同遵守的行为准则。情志疗法调理师的伦理规范是医学伦理学研究的重要方面，也是医学伦理学的一种丰富和发展。

情志疗法的伦理规范的确立，旨在规范情志疗法调理提供者与服务对象双方的行为。协调情志疗法调理师与服务对象之间的关系，也是为了提高情志疗法调理师的技术质量。

在情志疗法调理师与服务对象之间的关系中，情志疗法调理提供者往往处于主导地位，是主要道德责任方，服务对象处于接受服务地位，是次要道德责任方。因此，情志疗法调理师的道德水平决定着社会对情志疗法调理师行业的评价，直接影响着情志疗法行业的发展。

2.情志疗法调理师的伦理规范内容

（1）情志疗法调理师应遵守的规范：以人为本，文明管理；增进责任，积极主动；尊重个性，保护隐私；加强修养，提高水平；健全机制，规范制度；有效评价，完善监督；服务社会，保障健康。

（2）服务对象应遵守的规范：与时俱进，科学态度；重视权利，履行义务；配合管理，体现主体；彰显责任，实践健康。

（3）情志疗法调理师与服务对象应共同遵守的规范：双方平等，互相尊重；遵守法律，实践规范；相互信任，相互依托；良好合作，健康和谐。

二、情志疗法调理中的相关权利、义务

（一）情志疗法调理中的权利

情志疗法调理中的权利是指，在情志疗法调理过程中，服务对象和情志疗法调理提供者应有的权利和必须保障的利益，它不同于法律上的权利。在情志疗法调理中，重视服务对象和情志疗法调理师双方的权利和义务，其目的在于使服务对象和情志疗法调理师以及广大社会人群更好地恢复健康、维护健康、促进健康。

在情志疗法的服务过程中，情志疗法调理服务对象与情志疗法调理师之间由于掌握的相关知识、所处地位、职责的不同，在情志疗法调理关系中承担不同的责任并享有相应的权利。

1.服务对象在情志疗法中的权利

（1）合理、平等的身心健康保健权。享受平等的保健服务，是社会人群最基本的权利和正当要求。

（2）知晓情志疗法相关措施及进程的权利。在情志疗法调理过程中，服务对象有权要求被告知有关自身的治疗、保健措施及进程，以便做出选择和决定。

（3）保护自身正当利益的权利。服务对象在接受情志疗法的调理时，一旦发现自己的权利、名誉、身体等受到损害，有权提出批评和意见，终止损害。

（4）要求保护秘密和隐私的权利。情志疗法调理师有为服务对象提供医疗

卫生保健服务的特殊职权，可以获得服务对象身体、心理、家庭状况、人生经历等信息。服务对象为了调理身心疾病而信任情志疗法调理师，向其告知必要的信息，有权要求情志疗法调理师为其保守秘密。

（5）要求情志疗法调理师赔偿的权利。情志疗法调理师在提供服务过程中因违反规章制度，在治疗、护理等方面出现过失或过错，造成服务对象身心损害等不良后果时，服务对象有权追究情志疗法调理师及相关医务人员的责任，并得到相应的赔偿。

2. 情志疗法调理师在服务中的权利

（1）维护服务对象身心健康的权利。

（2）为服务对象提供健康服务的权利。

（3）恰当使用干涉权、拒绝权等。

（二）情志疗法调理中的义务

情志疗法调理师与服务对象的权利是与其需承担的义务相对应的。情志疗法调理师和服务对象在享有一定权利的同时，也必须承担相应的义务才能保证情志疗法调理的正常进行。

1. 情志疗法调理师的义务

情志疗法调理师的义务由其对服务对象的义务和对社会的义务构成。其中，情志疗法在服务中对服务对象的义务包括：

（1）为服务对象提供情志疗法服务的义务。情志疗法调理师必须运用自身掌握的相关知识和技能尽最大努力为服务对象提供身心健康服务，这是情志疗法调理师对服务对象义不容辞的义务和责任。

（2）为服务对象解除痛苦的义务。情志疗法调理师要同情、理解服务对象，用专业知识和技能，尽最大可能帮助服务对象解除或缓解身心疾病。

（3）向服务对象进行宣传、教育的义务。情志疗法调理师要以服务对象和社会利益为重，对服务对象进行及时、科学的健康宣传、健康教育、健康干预等措施，提高服务对象的健康意识。

（4）为服务对象保守秘密、保护隐私的义务。情志疗法调理师在提供服务的过程中应保守服务对象因为健康原因而提供的隐私、秘密，对特殊服务对象的病情及预后保密。

（5）满足服务对象正当需求的义务。情志疗法调理师应尽量满足服务对象提出的有关健康的正当要求和建议。

情志疗法调理师对社会的义务包括：

（1）面向全社会、全人类的预防保健义务。情志疗法调理师要面向社会，主动宣传、普及身心健康相关知识，提高人们自我保健和预防疾病的意识。

（2）提高社会人群生命质量的义务。要为广大社会人群提供身心健康科普知识，提高社会人群的生命质量。

（3）推进健康事业发展的义务。情志疗法调理师在提供服务中要兼顾社会整体健康，在服务对象因个人健康原因可能危害社会利益时，要以社会利益为重，说服服务对象的个人利益服从社会利益。

2. 服务对象在情志疗法中的义务

服务对象的各项权利必须得到保障，但权利是与相应的义务对应的，服务对象在关注自身权利的同时也要明确自身在情志疗法中的义务。

（1）保有和恢复健康的义务。服务对象首先要明确个人的健康是对家庭、社会责任的体现。个人应该努力消除、远离导致疾病发生或影响健康的重要因素。建立科学的生活方式，养成良好的生活习惯，促进身体健康。

（2）承担相关费用的义务。每位服务对象接受情志疗法服务都要承担相应的费用，以支持情志疗法调理师的事业发展，维护自身身心健康。

（3）支持、配合情志疗法调理师工作的义务。服务对象在情志疗法服务中必须遵守相关规章制度，尊重情志疗法调理师的人格，配合情志疗法调理师的相关工作。

第二章　情志疗法的历史源流

在中医药文化中，"情志"二字并称，情有思想感情之意，志则是指志向、意志。合意而言，主要是指人的心理活动、精神思想。情志疗法作为一种非药物疗法，始终伴随着人类医学史的发展。

第一节　萌芽时期

人类有发达的大脑、复杂的心理和极为丰富的思想情感，因而也就有了许多由心理原因而引起的疾病，进而在长期的生活、生产、医疗实践等各种社会实践中积累了防治情志疾病的经验，逐渐形成了对情志疾病及其他相关疾病进行治疗的情志疗法。

最早的情志疗法可能与远古人类的原始文化有一定联系。那个时代的巫，不同于后来的巫婆神汉，而是拥有一定知识、技能和从事一些精神调节活动的人，他们可以给人以心理引导、情绪疏导和安慰，或配合一些药物和道具为人们防治疾病。《黄帝内经》中说："古之治病，唯其移精变气，可祝由而已。"因为"往古人居禽兽之间，动作以避寒，阴居以避暑，内无眷慕之累，外无伸宦之形，此恬淡之世，邪不能深也，故毒药不能治其内，针石不能治其外，故可移精祝由而已"。

在古代医巫尚未分化的时代，文化的传承人常兼有一定的医术，他们采用的方法中，有很大一部分就属于情志疗法，这一点从一些民族志学资料中可得到证实。在中国古代的傩文化和萨满文化的相关实践和活动中，都曾广泛应用过情志疗法，不过这些应用都是在巫文化的氛围中进行的，有其朴素的合理成分。

第二节 发展时期

一、春秋战国时期

关于心理健康、情志因素，早在春秋战国时期，诸子百家就有较精辟的论述。其中《管子·内业》是最早论述心理卫生的专篇。内，就是内心；业，就是术业。内业者，养心之术也。《管子》将善心、定心、全心、大心等作为最理想的心理状态，将其视为内心修养的标准。具体来讲，主要有三点：一是正静，即形体要正，心神要静，由此可有益于身心；二是平正，也就是和平中正的意思，平正的对立面就是"喜怒忧患"；三是守一，即专心致志，不受万事万物干扰，则能心身安乐。

运用情志冲破气血阻碍，也是治疗疾病的一种思路。宋代《册府元龟·医术》记载，战国时期的宋国名医文挚曾应邀为齐王治病。诊断之后，他对太子说，齐王的病很不好治，可试用激怒齐王的方法，或可有效。然后用刺激性的方法使齐王重病得愈。《后汉书·方术传》中记载，有一太守病重日久，华佗诊后，认为须用"盛怒"激搏才可有治。于是他不断地接受诊金而不见疗效，又无故离去不再给其诊治，并且还留下了字条辱骂太守。太守大怒，命手下人追捕华佗却又扑空。最终，如华佗所料，太守因过度发怒，口吐黑血，大病得痊愈。

二、秦汉时期

中国最早的医学典籍《黄帝内经》中涵盖的心理保健思想要比古希腊的《希波克拉底文集》更为丰富和成熟。无论是对身心疾病的社会心理致病因素、发病机制的认识，还是对身心疾病的诊断和防治，《黄帝内经》都有许多影响至今的论述，并已形成完整的理论体系。

如在形神关系方面，《黄帝内经》已认识到，形生神而寓神，神能驾驭形体，形神统一，才能身心健康，尽享天年。这就要求人们做到自我控制精神，抵制或摆脱社会不良风气的干扰。此外，对于个性心理特征的分类、心理因素在疾病发生发展中的地位、心理治疗的意义、调神摄生的心理卫生等方面，《黄帝内经》均进行了原则性的总结，提出了很多颇有价值的见解，是研究情志理论的宝贵资料。

东汉名医张仲景在《伤寒论》的《序》中畅言养生的重要性，同时责怪和痛斥时医、时人无视养生，是"举世昏迷""不惜其命"，只知"竞逐荣势，企踵权豪""唯名利是务"，实在是"崇饰其末，忽弃其本"，劝导世人要重生命，固根本。可见，当时的医学关于情志对人体健康影响的认识，已经更进一步深化为对精神世界的调节。

《风俗通义·怪神》记载，应郴请杜宣饮酒，杯中有形如蛇，杜宣因此患了疑心病，以为自己腹中有蛇。应郴得知，又请杜宣来到原来饮酒的地方，终于发现酒杯中的"蛇"原来是墙上弓弩的映像，疑病于是豁然若失。《晋书·广乐传》中也有类似的例子，故留下了"杯弓蛇影"这一成语。这些表述，也都体现了古人对心理因素影响人们精神状态的初步认识。

三、晋唐宋元时期

唐代名医孙思邈在《备急千金要方》《千金翼方》中对情志疗法多有记载，特别在《千金翼方》的最后记载了具有一定情志疗法色彩的"禁经"，他特意指出："余早慕方技，长崇医疗，偶逢一法，岂怯千金，遂使名方异术莫能隐秘……斯（禁咒祝由）之一法，体是神秘，详其词采，不近人情，故不可得推而晓也，但按法实行，功效出于意表。"

早在秦汉魏晋之际，由于医疗实践的深入及历史文化的影响，禁咒祝由术成为了一个医疗学科与临床分科。隋唐太医署均设有祝禁科，还有祝禁博士、师、工、生等编制。孙思邈生活在隋唐，可以说他的学术思想是对当时医史的真实写照，带有当时的文化印记。禁咒祝由术是一种古老的方法，虽然在民间有一定的流传，但仍然带有浓厚的神秘色彩，有些内容还有待进一步考证。同时，这一疗法虽然有效但也有限，不能包医百病，多对一些身心疾病与情志病患有一定疗效。

孙思邈还重视性与情志的关系，认为和睦的婚姻与和谐的精神生活，对防治某些疾病、养生保健很有益处。《新唐书·孙思邈传》中记载，唐初四杰之一、文学家卢照邻不幸患上了麻风病，悲观至极，痛不欲生。孙思邈在长安广德坊与卢照邻有一段语重心长的交心和海阔天空的宏论，这实际上就是一种语言疏导性情志治疗。孙思邈从天地自然的变化、人的身心修养和对待疾病的态度等方面，深入浅出地阐述"体有可愈之疾，天有可赈之灾"的道理，释解了卢照邻思想上的沉重包袱，消除了他心理上的阴影，鼓舞他的人生。卢照邻备受感动，并拜孙思邈为师，评赞孙思邈"道合古今，学殚数术，高谈正一，则古之蒙庄子，深入不二，则今之维摩诘，其推步甲乙，度量乾坤，则洛下闳，安期先生之俦"。实践证明，医生的知识越渊博，学术上越有权威性，文化素养越高，就越能取得患者的信任和配合，所施行的情志疗法效果也会更佳。

孙思邈在《备急千金要方》中著有"养性"之论，不仅整理了唐代以前有关调神养心方面的论述，还提出了自己的独特见解，如在"道林养生"中的十二少、十二多，皆是对情志保健理论的进一步发展。

《北梦琐言》中记载，唐朝时期，京城有一位叫元颜的医生行游于民间。曾有一妇人误食一虫，心生疑团，日久成病，数疗不效，请元颜诊治。元颜请患者家属配合，事先告诉患者家属："现在用催吐药和泻下药，当患者吐泻时，用盘盂盛之，并且言告患者发现一小蛤蟆从盘盂中逃走，千万不可让患者知道这底细。"患者家属遵医生所嘱，治疗果然见效，此疾永除。这就是运用去除患者内心疑虑的方法治疗疾病的例子。

宋代陈无择的《三因极一病证方论》认为，七情的刺激是三大类致病因素中的一大类，强调了心理因素在疾病发生发展中的重大作用。老年人的情志疾患较多，因为人到了晚年，通常喜欢回顾往事，而往事如烟云，不顺心的事很多，从而变得心事重重，自感前途暗淡，虽觉"夕阳无限好"，却"只是近黄昏"，再加上还有丧偶、大脑衰老等问题。因此，在《寿亲养老书》等医籍中，对老年人情志疾病及情志疗法有相当多的介绍。无论是金元四大家，还是清代四大家，或是其他医家，在临床工作中无不重视情志疗法。

从金元四大家之一张子和所著的《儒门事亲》中可以看到，他极为重视心理治疗，对《黄帝内经》提到的"以情胜情"疗法，进行了深入研究，还创造了怒胜思、恐胜喜、喜胜忧、喜胜怒、怒胜喜、移精变气等疗法。

四、明清时期

明清时期，情志疗法的理论在医籍中已屡见不鲜，并且许多非医籍文献中对情志疗法的成功实例亦记载颇多。在妇科方面，对妇女的郁证和一些心理障碍的精神疗法应用较多。亟斋居士的《达生编》是一部产科专书，其中认为难产的原因在于坐产太早、惊恐努力，或助产婆操作不当，提出首先要减轻产妇的心理负担，让其情志上不必紧张，以"睡、忍痛、慢临盆"为临产和分娩要诀。许多书中还一再告诉妇人，分娩乃自然的生理现象，"十月怀胎，一朝分娩"，生产亦如瓜熟蒂落。凡此种种，皆有心理情志调治的成分。

这个时期，心理保健学说也有了新的进展和特点。如《摄生集览》中提出"养神为首"，即虽然保养之法可数以万计，但养神是第一位的。它在睡眠与精神的关系方面指出，不寐与情志有关，倡导"入寐之法，首在清心"。《遵生八笺》中还提倡鉴赏书画、文房四宝、各种花卉及参加游览、登高等活动，以陶冶情志，实为当今旅游、登山以健心身观点的理论之源，至今仍能给我们以方法论层面的启迪。

第三节　成熟时期

自古至今，中医情志疗法对疾病的防治，无论在理论方面还是实践方面，一直都在不断完善。近十余年来，情志疗法越来越受研究者的关注，相关研究成果呈快速增长趋势。

一、作为辅助治疗手段的运用

在CNKI数据库中，截至2020年10月，主题为情志疗法的论文有1165篇。这些文章的主题主要集中在中医护理、情志护理、中西医护理几个方面。治疗的疾病，多集中在抑郁症、糖尿病、冠状动脉粥样硬化性心脏病（简称"冠心病"）。可见，情志疗法在疾病护理方面的运用非常广泛，发挥着重要的作用。

这些文章的研究范围包括肿瘤（Ⅰ型胃神经内分泌肿瘤、肺癌、胃癌前病变、恶性肿瘤）、乳腺疾病（乳腺增生、乳腺癌）、高血压、高脂血症、抑郁症（下肢骨折伴心理障碍、中风后抑郁、脑卒中后抑郁症、肾虚肝郁型抑郁症、重症监护患者焦虑情绪、酒精依赖患者抑郁症）、肠炎（急性肠炎、腹泻型肠易激综合征）、肺部疾病（慢性阻塞性肺疾病）、失眠（血液透析失眠、失眠伴抑郁症）、脑梗死（高龄脑梗死、轻度脑梗死）、精神类疾病（精神分裂症、工伤伴心理障碍、围绝经期）、心脏疾病（心脏康复、慢性心力衰竭）、妇科疾病（经前期综合征、宫外孕、药物流产、先兆流产保胎）、手术护理（妇产科手术、子宫内膜息肉电切术、外科围手术期、冠状动脉造影术）、慢性前列腺炎、儿童抽动秽语综合征、椎动脉型颈椎病、2 型糖尿病、变应性鼻炎、自然分娩中的镇痛等。另外，在中老年患者、ICU 综合征患者护理中，情志疗法的使用效果也非常好。

二、作为主要治疗手段的运用

有少数研究成果认为，情志疗法可以在治愈功能性疾病中发挥关键作用。从公开发表的研究成果可以看到，情志疗法在心脏期前收缩（早搏）、乳腺增生、郁证、高血压、失眠等方面具有主要治疗效果。

周丹认为，运用非药物情志疗法结合药物疗法治疗郁证及郁证类病证，有助于提高治疗效果，非药物疗法有时甚至可以起到药物疗法难以起到的治疗作用。翟绍征认为，中医情志疗法结合药物治疗可有效改善广泛性焦虑障碍患者的焦虑症状，其疗效优于单纯使用药物治疗。丁宏娟认为，情志疗法能有效调节高血压气郁质患者的情志，进而从不同程度上改善患者的血压水平，达到防病治病及提高社区慢性病健康管理效率的目的。康锦伟的研究显示，中医情志疗法有助于改善原发性高血压合并焦虑症患者的焦虑情绪，降低血压。本人（包丰源）通过调理心脏早搏和子宫肌瘤的案例，详细阐述了释放与化解情绪的有效治疗方法和途径，显示了情志疗法治疗两种功能性疾病的直观效果。张琦认为，情志疗法治疗创伤后应激障碍有重要作用。沈月红认为，失眠以七情致病最为多见，与心、肝功能失调密切相关，早期情志疗法亦是治疗此类失眠的关键。郑鑫磊的推拿结合情志疗法是治疗椎动脉型颈椎病（CSA）的合理、有效、安全的方法，是临床治疗 CSA 的一种优效的综合治疗方案。

三、治未病、养生方面

在治未病和养生方面，情志疗法是医学上自古至今都普遍认可的一种治疗方法，是起关键作用和主导作用的方法，能从疾病源头上解决问题。这类著作和文章也非常多，如《中医情志养生学》《黄帝内经四季情志养生》《情志养生法（中华男士养生九法）》《中医怡悦情志论》《调节情志 脏腑形神俱》《黄帝内经之情志养生》《情志养生》等。

四、其他学科的印证

中医学中的情志学说正在逐渐引起更广泛的注意。世界卫生组织对健康的定义是：健康不仅仅是没有疾病，而且是"个体在身体上、精神上、社会上完好的状态"。"人类已进入情绪负重的非常时代"，当代社会由精神因素引起的身心疾患已是人类社会普遍存在的多发病和流行病。疾病谱系中的各种改变充分说明了精神致病的广泛性，心脑血管疾病和恶性肿瘤已经构成对人民健康和生命的主要威胁，这些疾病的产生都与社会心理因素有着密切关系。

除中医情志理论外，西医学、心理学等均在不同侧面印证了情绪对于身体的重要影响。西医学证明，当人出现过分的焦虑、紧张、愤怒、恐惧、激动、抑郁等不良情绪时，会影响神经内分泌系统，造成身体的免疫力下降，短期内容易感染小病小疾，长期会导致身体抵抗力下降，最终发展为重大疾病。心理学研究发现，情绪会影响人的精神健康，经常焦虑、恐惧、忧郁的人会出现神经系统失调的症状；受到强烈、突然的精神打击会引起精神障碍；心情愉悦可以使得伤口加快愈合，促进疾病痊愈。

生物学家在研究单细胞时发现，细胞的状态由外在刺激所决定。当人处在情绪压力状态时，细胞就会使其身体进入保护状态，失去应有的功能，切断生命的源泉，同时会关闭免疫系统，让潜伏在身体内的病毒有机可乘，令健康细胞发生变异，形成病理反应。

有科学实验显示，在健康老鼠的食物中加入致癌物质，其癌症发病率仅为

10%；当对同样健康的老鼠进行能够引起紧张情绪的强烈刺激时，其癌症发病率则上升到 50%。

通过回溯和观察情志疗法的历史源流，表明情志疗法伴随着人类的生活实践而产生，并在中医学领域得到了较为系统性的发展，形成了情绪与疾病对应关系的分类归纳，提出了通过化解情志问题实现疾病疗愈的具体操作方法，并且在临床实践中得到了有效验证。同时，情绪对于身体健康的影响在西医学、心理学、生物学等多学科中也不断得到佐证，为提高情志疗法的科学化、专业化水平提供了有益支持。当前，情志疗法在中医情志学说的基础上，理论研究和临床实践不断走向深入，形成了更具实践意义的操作标准和规范。

参考文献

［1］ 鲁晓篝，马凯雯，王忆勤，等．中医情志疗法动物实验及临床研究综述［J］．中华中医药杂志（原中国医药学报），2021，36（1）：347-350．

［2］ 张宇鹏，杨威，于峥．情志相胜学说与中医医案中的心理治疗［J］．中国中医基础医学杂志，2005，11（10）：728-730．

［3］ 张莹，陈佳言，杨茜茜，等．探古代中医情志疗法［J］．心理月刊，2020，21：239-240．

［4］ 葛君丽，曹斌，丛丛，等．中医情志疗法在心系疾病中的应用概述［J］．山东中医杂志，2021，40（8）：890-894．

［5］ 艾春启，陈生梅，谢贵文．五行音乐疗法对抑郁症的疗效观察［J］．湖北中医杂志，2011，33（2）：15-16．

第三章　情志疗法的理论基础

中西医对情绪与疾病关系均有一定的研究。在中西医均有一定的基础。中医学理论认为，"百病生于气"，并对情志作用于身体的方式进行了详细论述。西医学、心理学也将情绪作为重要的研究课题，在这类研究中，通常将某些疾病或身体变化看作是情绪应激反应作用于神经内分泌系统的结果。大量的实验性研究也证实了情绪与身体指标之间的关系，即情绪变化可以引发机体病变。

因此，释放和化解情绪也可以改善人们的身体状况，成为一种有效的临床治疗手段，但现阶段在实践操作层面仍然缺乏科学有效的方法。国内外研究中对于情志记忆和疾病之间关系的探索，主要是通过理论和实验研究，不断发现情绪记忆对人的长远影响，并试图建立和疾病之间的关系，对于情绪与疾病之间明确的对应关系以及如何处理致病的情绪问题尚没有系统性成果。对于一般疾病，如失眠、头痛、焦虑等功能性疾病，西医临床治疗的手段主要是作用于机体本身，只把心理疏导作为辅助性手段使用；中医特有的七情学说和情志致病理论，对功能性疾病给出的方案，则大多是通过心理咨询、冥想、瑜伽或传统精神疾病药物进行治疗。

本书论述的情志疗法不仅对中医情志观点进行了深入研究，形成了丰富的理论体系，更重要的是，确立了情绪与疾病的对应关系，创立了安全、简单、易于操作的具体方法，是中医情志学说的较新研究成果和实践应用手段，为开展情志疗法普及推广提供了有力支撑。本章主要介绍情志疗法的理论基础。

第一节　相关学说

一、中医情志学说

（一）中医整体观

中医对疾病的研究建立在人体脏腑器官的相互作用及外邪、情志因素影响的基础之上，同时综合了养生学、西医学、哲学、自然科学等多种学科。作为一种宏观而且注重整体的医学，中医强调，人体是一个有机的整体，任何组织器官都不可能脱离整体而单独存在，整体大于部分之和；同时，机体的内外环境也是协调统一的。中医学认为，人体各脏腑组织之间以及人体与外界环境之间，在不断产生矛盾又解决矛盾，在这个过程中，维持着相对的动态平衡，从而保持着人体正常的生理活动。当这种动态平衡因某种原因遭到破坏，且不能立即自行调节得以恢复时，人体就会产生疾病。破坏人体的相对平衡状态从而引起疾病的原因就是病因。

中医并不是把人放在一个独立的物质层面上，而是从人与自然的关系出发进行探索和研究的。因此，中医治病讲究的是祛邪与扶正，寻求身体中各个器官的平衡。同时，中医还强调通过养生的方式主动预防疾病的发生发展，在创造人体内在脏器和谐的过程中改变自身与外在世界的不和谐。中医"治未病"思想由来已久，最早在《黄帝内经》中已有记载，从人体的整体论出发，讲求"未病先防、既病防变、瘥后防复"。未病先防以预防疾病的发生，既病防变以防止病情加重，病愈防复以阻止疾病复发。中医治病并不以消除病症为目的，而是强调整个人体环境的和谐与平衡。

在明确病因后，中医并不主张找到病原体并杀死它，而是通过调节身体内部的阴阳平衡来增强人体的抵抗力，在加强人体免疫系统功能的同时，激发人体的内在潜能，从而依靠人体自身的力量治愈病症，让身体更加强健。中医学认为，疾病的产生源于自人体的阴阳失调，当通过服用中药等方法改变人体环境使之达到阴阳平衡时，病邪也就失去了存在的条件，人体自然就会痊愈。

人体脏腑、经络的生理活动正常，气血阴阳协调平衡，即所谓"阴平阳秘"。当人体在某种致病因素的作用下，脏腑、经络等生理活动异常，气血阴阳平衡协调关系受到破坏，导致"阴阳失调"，出现各种临床症状，便发生了疾病。精神状态受情志因素的直接影响，若情志舒畅，精神愉快，则气机通畅，气血调和，脏腑功能协调，正气旺盛；若情志不畅，精神抑郁，则可使气机阻滞逆乱，气血阴阳失调，脏腑功能失常，正气减弱。因此，平时要注意精神调摄，保持思想安定清静，不贪欲妄想，使真气和顺，精神内守，增强正气，从而减少和预防疾病的发生。

（二）七情致病理论

情志可以被理解为，当人的内在需要和外部刺激出现不同时，个体基于不同的认知评价所出现的主观感受，会伴随一系列的生理反应。其中有代表性的7种主要情志活动为喜、怒、忧、思、悲、惊、恐，称为"七情"。

在正常情况下，七情活动对机体的生理功能起着协调作用，不会致病。七情六欲，人皆有之，情志活动属于人类正常的生理现象，是对外界刺激和体内刺激的保护性反应，有益于身心健康。但当情绪不断累积时，就会对身体形成持续地攻击，导致身体的不同部位产生病变，进而形成严重的疾病。

《素问·举痛论》曰："余知百病生于气，怒则气上，喜则气缓，悲则气消，恐则气下，惊则气乱，思则气结。"《素问·阴阳应象大论》中有"怒伤肝""喜伤心""思伤脾""忧伤肺""恐伤肾"之说。这些论述指的就是情志会使身体产生气，即生命能量的定向与定位反应，形成身体各器官的规律性变化和身体中能量的淤堵，损伤脏腑器官，造成功能失调，使身体出现各种疾病或者加剧原有病情。

七情致病的主要过程就是，通过强烈的情志刺激，进而影响脏腑气机的正常运行，最终导致脏腑气机运行失常，气血痰瘀郁滞，甚或阴阳失衡，精血亏虚而发生疾病。故而，情志调畅则气机畅达、脏腑和谐、气血协调、阴阳平衡。

正所谓"情志之伤，虽五脏各有所属，然求其所由，则无不从心而发"。"由"指病的根由，而病根就是"心"，"心"指的是人的心理变化，也就是人的思想。这就是传统中医理论所讲的"病由心生"。

七情致病的特点主要有以下3点。

（1）直接伤及五脏：人的情志活动与五脏有着密切关系，而脏腑功能活动主要靠气的温煦、推动、气化和血液等的濡养。心在志为喜，肝在志为怒，脾在志为思，肺在志为忧，肾在志为恐。喜、怒、思、忧、恐简称为"五志"，分属五脏。七情内伤，会直接影响相应的脏腑，使脏腑气机逆乱、气血失调，导致疾病的发生。心主血藏神，肝主疏泄藏血，脾主运化而位于中焦，三者是气机升降的枢纽，又为气血生化之源，故情志所伤的病症，以心、肝、脾三脏和气血失调为多见。如思虑劳神过度，常损伤心脾，导致心脾气血两虚，出现神志异常和脾失健运等。郁怒伤肝，怒则气上，血随气逆，可出现肝郁气滞之两胁胀痛、善太息等；或气滞血瘀，出现胁痛，妇女痛经、闭经，或瘿瘤、癥瘕等。此外，情志内伤还可以化火，即"五志化火"，致阴虚火旺等；或导致湿、食、痰郁停滞为病。

（2）影响气血运转：《素问·举痛论》曰："怒则气上，喜则气缓，悲则气消，恐则气下，惊则气乱，思则气结。"怒则气上，是指过度愤怒可使肝气横逆上冲，血随气逆，并走于上，临床可见气逆、面红目赤，或呕血，甚则晕厥猝倒。喜则气缓，包括缓和紧张情绪和心气涣散两个方面。在正常情况下，喜能缓和精神紧张，使心情舒畅，使营卫通利，但暴喜则会使心气涣散，神不守舍，出现精神不集中，甚则失神狂乱等症状。悲则气消，是指过度悲忧可使肺气闭郁，意志消沉，正气耗伤。恐则气下，是指恐惧过度可使肾气不固，气泄以下，临床可见二便失禁，或恐惧不解而伤精，发生骨痿、遗精等。惊则气乱，是指大惊伤及心胆之气。思则气结，是指思虑伤脾导致气机郁结，古人认为"思"发于脾，而成于心，故思虑过度不但耗伤心神，也会影响脾气，阴血暗耗，心神失养而心悸、健忘、失眠、多梦；气机郁结阻滞，脾的运化无力，胃的受纳腐熟失职，则会出现纳呆、脘腹胀满、便溏等。

（3）情志异常波动可使病情加重或迅速恶化：《素问·汤液醪醴论》曰："嗜欲无穷，而忧患不止，精气弛坏，荣泣卫除，故神去之而病不愈也。"由此可见，精神因素还会直接影响疾病的愈后。若患者没有止境地追求某种欲望和嗜好，则会导致经气败坏，荣血枯涩，就会使"神"失去其原有的作用，不仅会使疾病的治疗效果减半，甚至会加重患者的病情。根据临床观察，在许多疾病发生和治疗的过程中，若患者有较为剧烈的情志波动，往往会使病情加重或急剧恶化。比如，有高血压病史的患者若遇事恼怒，肝阳上亢，血压迅速升高，可发生眩晕,甚至突然昏厥或昏仆不语、半身不遂、口眼歪斜;心脏病患者,也常因情志波动使病情加重或迅速恶化。

(三)七情治疗方法

1. 悲胜怒疗法

此疗法为五行中"金克木"原理的具体运用。怒在肝属木性,悲(忧)在肺属金性。"怒伤肝",在病理上,怒则气上,指盛怒之时肝气勃发,则气血并走于上;在症状上,大怒之症表现为欲望抑郁,郁而勃发,怒火中生,或因病而郁、烦躁易怒。对怒症的治疗原则是"悲胜怒",治疗方法是"以怆恻苦楚之言感之",即用悲伤心情和诉说苦衷之情感动怒症者(如躁狂症、焦虑、爆发型人格障碍等),使其从怒狂病态中解脱出来。在常态下,势不可遏一泄而后平地发怒,可舒畅气血,但若大怒暴怒则血随气逆,伤肝损身。《黄帝内经》说:"大怒则形气绝,而血郁于上,使人薄厥。"史书中有关暴怒之下金创破裂、吐血而亡等记载即属此类情况。

2. 恐胜喜疗法

此疗法为五行中"水克火"原理的具体运用。恐在肾属水性,喜在心属火性。"喜伤心",在病理上,喜则气缓,指过喜而致神不守舍、心气涣散;在症状上,大喜之症表现为精神不集中、心悸恍惚,甚而嬉笑不休、心神癫狂。对喜症的治疗原则是"恐胜喜",治疗方法是"以恐惧死亡之言怖之",即用恐惧心理和言说死亡之事吓唬喜症者(如癔症、欣快症、情感性精神病、表演型人格障碍等),使其从喜欣病态中解脱出来。在常态下,喜则心泰,悦则神爽,喜悦之情使气和志达,营卫通利,神清气爽;但若失常,狂喜暴喜则伤心身。《灵枢·本神》说:"喜乐者,神惮散而不藏。"例如,《说岳全传》中的牛皋擒金兀术后,大喜而"亡";《儒林外史》中,范进中举之后狂喜而"疯",其岳父当头棒喝以恐胜喜疗法使其复常。

3. 怒胜思疗法

此疗法为五行中"木克土"原理的具体运用。怒在肝属木性,思在脾属土性。"思伤脾",在病理上,思则气结,指劳神思虑过度,伤损心脾,引起气机郁结一类的病理改变;在症状上,久思之症表现为不欲饮食、脘腹痞胀、脾气不运,甚而心神失养。对思症的治疗原则是"怒胜思",治疗方法是"以污辱欺罔之言触之"，即用激惹心理和污蔑欺辱之言触怒思症者（如相思病、疑心病、强迫思维、思维障碍、偏执型人格障碍等），使其从思虑病态中解脱出来。思虑本为集中精力思考问题，但若思考过度、多疑多虑，陷于过思过虑必然伤其脾胃，滞其运化，致其患病，损其心脾。《素问·举痛论》说："思则心有所存，神有所归，正气留而不行，故气结矣。"

4. 喜胜忧疗法

此疗法为五行中"火克金"原理的具体运用。喜在心属火性，忧（悲）在肺属金性。"忧伤肺"，在病理上，悲（忧）则气消，指悲忧过度而使气消为病，悲忧者，每因痛失亲朋或失意沮丧而致；在症状上，悲忧之症表现为心境凄凉、忧愁失望、形容凄惨、悲观厌世。对忧症的治疗原则是"喜胜忧"，治疗方法是"以谑浪亵狎之言娱之"，即用喜悦心理和戏说调皮之言逗乐忧症者（如抑郁症、孤独症、悲观心理、绝望情绪、自杀意念等），使其从悲忧病态中解脱出来。忧悲是情绪消沉郁结的状态，古人言"忧则气聚"，如果悲忧过度，持续过久，则会伤肺消气，损身成病，忧悲焦心，积而成疾，甚至痛不欲生，悲极身亡。《灵枢·本神》说："因悲哀动中者，竭绝而失生。"例如，《红楼梦》中林黛玉多愁善感，郁郁寡欢，触景生悲，因悲伤过久而伤及肺气，久咳不止，早夭废命，但其生前有贾宝玉施以开心快慰之喜胜忧疗法，对林黛玉的抑郁症起到了缓解作用。

5. 思胜恐疗法

此疗法是五行中"土克水"原理的具体运用。思在脾属土性，恐在肾属水性。"恐伤肾"，在病理上，恐则气下，指恐惧过度而伤肾，使肾气不固而气泄于下；在症状上，恐惧之症表现为惊恐万状、肾不司阴、二便失禁、精滑遗泄、坐卧不安。对恐症的治疗原则是"思胜恐"，治疗方法是"以虑彼志此之言夺之"，即用认知心理和思前想后之言劝服恐怖者（如恐惧症、强迫症、惊恐心理、退缩行为、人际交往障碍、回避型人格障碍等），使其从恐惧病态中解脱出来。肾藏精，如果恐惧不安，惊恐过度，精神过分紧张，惶惶不可终日，则会使肾精不能上奉，出现心肾不交和肾气不固，伤肾耗精，损及生命。

二、能量学说

能量是自然界所有物质中最基本的属性，人的生命依靠能量而存在。宇宙空间中存在的三种形态——物质、能量、信息，其本质都是能量波。其中，简谐波是最简单的能量波，其他能量波可以看成是由数个不同简谐波合成的。不同特征的简谐波叠加在一起就形成了一个信息集合。物质、能量、信息是三位一体的关系，与中医学强调人的"精、气、神"对人体的影响相得益彰，对应的是生命物质、生命能量功能、生命信息及生命活动的自我调节。

（一）能量与气的概念

《黄帝内经》透过天人关系，对气的范围及含义做了多层次的分析，从"天地大宇宙，人身小宇宙"的观点出发，阐述了自然界与个体生命之间的运化规律，由此形成了以生命为核心的养气思想。气是构成身体和维持生命活动的基本元素，身体的强壮与衰败，皆取决于气的变化，即能量的聚会与离散。

《黄帝内经》曰："膻中者，为气之海。"膻中也就是瑜伽所说之"心轮"的位置，人体呼吸时，宇宙的能量也会随着空气进入体内。由呼吸带进身体的能量会有一部分被人体吸收而成为心电，以供心脏跳动、血液循环之用。

《黄帝岐伯·按摩十卷》曰："血行脉内，气行脉外。"人体全身遍布大小血管，血管壁的气脉要与心电谐波共振，血管才有足够的压力将血液输送至全身以形成循环。这里所说的"气"，并非单指西医学的氧气，它还包含了其他种种"能量"。这些能量左右着人的体形、容貌、体能、疾病、寿命等一切生命现象。

能量是不生不灭、不增不减、不垢不净的，永远守恒。能量平衡着宇宙中万事万物的关系，因各种关系的聚合、弥散而形态变化。所谓的"疗愈"，其实就是转换人的电磁场中低频能量的状态，经由一些方法来调高自己的能量，把粗糙笨重、密度大的能量，转化升华成精细轻快、密度小、振频高的能量。

如中医学认为的"怒则气上"。人如果经常发怒，容易患高血压、甲状腺功能亢进症、心血管病、脑出血等疾病，就是因为情绪导引能量在身体组织中非正常运行，使细胞发生变异或身体气道堵塞，导致能量不能有序地正常流动，频率下降，从而出现病理表现。

（二）心智的能量层级

能量是情绪与疾病之间产生作用的通道。美国著名心理学家大卫·R·霍金斯博士，运用一种称为人体运动力学的技术给出了心智能量级别以量化的测量的标准。在其著作《意念力：激发你的潜在力量》中记载了相关内容。他经过 30 年长期的临床试验，通过随机选择横跨美国、加拿大、墨西哥、南美洲、北欧等地的测试对象，对几千人次和几百万个数据资料进行精密地统计分析之后发现人类各种不同的意识层次都有其相对应的能量指数，人的身体会随着精神状况产生强弱的起伏。他由此制作了心智能量图表（见表 1），可以直观地看到不同心理对于身体能量的作用。

表 1　心智的能量级别模型量化指数表

心智能量级别	量化指数	心智能量级别	量化指数
开悟	700~1000	骄傲	175
平和	600	愤怒	150
欢愉	540	欲望	125
爱	500	害怕	100
理性	400	悲伤	75
接受	350	冷漠	50
情愿	310	自责	30
中庸	250	耻辱	20
勇敢	200		

霍金斯认为，心智级别的关键反应点在 200（勇敢）。当人的心智能级由于内在情绪或外在条件降到 200 以下时，就会开始丧失生命能量，变得更加脆弱，更加不健康，生命缺乏活力和动力，更容易为环境所左右。

从心智能量级别来看，耻辱、自责、冷漠、悲伤、害怕、欲望、愤怒、骄傲这几项都是低于量化指数 200 以下的情绪。如耻辱的心智能量级别是 20，这个心智级别几近死亡，容易导致有意识的自杀、抑郁、焦虑等。一个人早期遭受的耻辱体验，如性侵害，都会在其日后的生活中造成人格扭曲，女性在这方面尤为典型。由于缺乏自尊，身心健康会受到严重伤害，很容易导致心理疾病。以耻辱为基础的人格常常表现为害羞、退缩、焦虑、紧张和内向。情志疗法案例中，宫寒、子宫肌瘤等妇科疾病，一定程度上与早期生活中有过性侵害的经历有关。

三、全息生物学

全息生物学由我国著名生物学家张颖清于 1973 年创立。他在传统针灸、经络穴位等中医学理论的基础上提出，人体是一个有机的整体，人体的脏腑、气血、经络及各肢节、器官等都是互相作用的。也就是说，人的身体以全息形态存在，人体的每一个相对独立的部分都和整体脏腑器官具有对应关系。

全息的概念可以理解为点即是面、面即是点。人体的每一个相对独立的部分，都和人的整体脏腑器官具有对应关系，是整体的缩影。局部的病变可以影响全身，内脏的病变可以从五官、四肢、体表各个方面反映出来。我们可以通过人的面部、耳、舌、脉搏、手掌、脚掌等局部状况知道人身体中其他部位的信息，进而进行诊断治疗。

美国作家格雷格·布雷登在《无量之网》一书中解读了科学家所做的 3 个经典实验，向我们展示了宇宙间确实存在的基础能量场，以及情绪和生命体之间的重要关系，证实了人类与外在有序链接为一个整体，是以全息形态而存在的。能量场是全息的，这意味着场域内的任何一部分都包含着整个场域的信息。

实验一：量子生物学家弗拉迪米尔·普普宁和他的同事彼得·格瑞尔菲在 1995 年发表研究论文，阐明了人类的 DNA 能直接影响物质世界。

他们通过实验测试 DNA 在光子（组成这个世界的量子材料）中的表现。首先，把空气从特殊试管中全部抽出，创造出所谓的真空环境，只有光子以随机的方式散布在试管中。接下来，人类的 DNA 样本被放进试管中。光子在 DNA 存在的状态下不再随机分布，进行了重新排列。当 DNA 从试管中被移除后，试管中的光子没有恢复到原本的随机分布状态，仍然有序地排列着。

普普宁在研究结论中写到，他和其他研究人员"不得不接受这样一个实验前提，即有某种新的场域结构存在"。由于这个效应与生命体直接相关，所以这个现象被命名为"DNA 幻影效应"。这种效应明确证实，细胞 DNA 能通过某种能量影响物质。

实验二： 人类情绪对身体细胞有直接影响。

依据传统的思考模式，组织、皮肤、器官或骨骼一旦与人体分离，任何与身体的联结也不复存在。然而，发表于 1993 年《前卫》期刊上的论文表明，事实并非如此。研究人员在受试者口中提取 DNA 和组织样本并进行分离后，将其放入特殊装置中，通过测量电流检测其是否对受试者的情绪产生反应。受试者在百米外的另一个房间里观看一系列影片，内容包括战争、色情、喜剧等，旨在让受试者产生真实的情绪体验。测量发现，当受试者经历情绪"高潮"及"低谷"时，他的细胞和 DNA 也在同一瞬间呈现出强烈的电流反应，DNA 表现得好像它依然在受试者体内一样。当让受试者和细胞相隔 480 千米远时，情绪变化与细胞反应的时间差都是零，该效应是同步发生的。由此可见，不论细胞是在同一房间或相隔多远，结果都一样。当细胞主人经历情绪体验时，DNA 的表现仿佛仍以某种方式与人体相连。

实验三： 人类的情绪能影响身体健康和免疫系统。

1991 年，美国心脏数理研究院正式成立，旨在探索人类情感对身体的影响力以及情绪在世间扮演的角色。该研究院特别把焦点放在情绪与感觉在身体上的发源地——心。其中最重要的发现之一是描述了一个环绕着心脏并向人体外围扩张的环形能量场。这是一个电磁能量场，具有环形的球状面。虽然心脏的能量场并非身体的灵光或古梵文中的普拉纳，但可被视为源自心脏能量的外在表现。

知道这个能量场存在后，他们决定测试人类情绪对 DNA 的影响，该实验在 1992 年到 1995 年之间展开。首先研究员将人类的 DNA 分离出来，放在玻璃烧杯中，然后让其暴露在一种强烈情绪之中，也就是所谓的惯性情绪中。据主要研究员格兰·瑞恩及罗林·麦克拉迪所说，透过"运用特殊设计的自我心神及情绪管理技术，刻意使心神安静下来，将注意力移转到心脏部位，专注于正面积极"，就能创造出这个生理状态。最多有 5 位受过协调情绪训练的人员参与测试，结果表明，人类情绪改变了 DNA 的形状。

四、心智哲学

20 世纪初，心智哲学的概念在西方哲学中出现，并逐渐发展为"科学研究范式和形而上学研究范式两种发展趋向。前者要求把人类心智问题纳入科学的范畴，以科学的方法论对之进行研究；后者则认为关于人类心智的基本问题本质上是形而上学问题，因而要求在形而上学架构中进行研究"。

早在笛卡尔的研究中，就已经强调情绪这种心智表现对于全身的作用，"爱的客体在人脑中留下的印象引导着动物灵魂，这种灵魂通过第六感观的神经，通过肠、胃对食物的消化，营造并传递着新的血液，快速地不断地向心脏运行，然后再通过心脏传至全身四周。当人充满爱的激情时，血液运动的速度比平时要快，其运动力量比平时要大，它给心脏提供充足的热量；血液把灵魂送至大脑，人的情绪比平时变得更为愉快"。这一论述和中医学的整体观不谋而合，都是把身体看作一个整体，互相作用。

内在思想也就是人们的心智，决定着人们的行为表现和身体的外在状况。对于心智哲学的研究，进一步明确了情志疗法对于精神情绪因素的判断，强调了内因对于事物的重要影响。

（一）一切事物的表现都是内因与环境共同作用的结果

任何事物产生的最为基本条件是"文件包"、环境和结果。从这一逻辑出发来看待疾病，也是一样的道理。疾病这个结果的生发源于病的"文件包"。我们内心对疾病的恐惧、郁结的情绪等都是"文件包"。不同的体质会对应不同的病源。面对同样的环境，内在身体的"文件包"对环境的"适应"不同，就会出现不同的结果。

人的幸福与快乐、健康与疾病是通过身体、思想、心智的相互运行而完成的。需要特别注意的是，在东方的哲学智慧中，将思想动机比喻为心，这个心不是身体中物质结构的心，而是一个人对于生命、自然、宇宙、能量、情绪的认知，即人的思想。

很多的身体疾病大都是思想制造出来的。思想的形成，一方面来自过往的经历所形成的细胞记忆；另一方面来自思想的信念或对某种事物的认同。思想产生情绪，导致了身体的气血变化，造成了身体细胞和器官的物理反应和变化，也就形成了疾病。

（二）每个人都处于一定的家族系统中

每个人都属于自己家族系统中的一员，同时，每个人的所作所为都与家族系统中的其他成员相互作用、互为因果，处在一种"平衡"状态中。我们通过家族的链接来传承家族能量，并经历和体验着家族能量带给我们的影响。

德国心理治疗大师伯特·海灵格在其家庭系列排列系统中强调，家族系统有其精神秩序，每个成员都有被需要和被尊重的权利。只有遵从这种秩序，才能使家族能量达到平衡。当家族系统"遗失"某位成员时，系统就会产生失衡的力量推动各种事物发展，以重现原本存在的完整性。

我们的遗传基因中都有着祖先的基因传递，拥有某些基因会在一定程度上决定个体的性格，表现出特定的情绪反映，比如一些人会呈现出消极或者悲观的情绪，另一些人则易怒、不耐烦等。这些个体特质最后会给我们的身体带来变化，决定了身体是健康还是疾病。

（三）事物的存在都有其平衡原理和存在意义

《礼记·大学》曰："物有本末，事有终始。知所先后，则近道矣。"意思是，每个事物都有根本和枝末，都有开始和终结。一旦明白了本末终始的道理，就接近事物发展的规律了。《易经》曰："一阴一阳谓之道。"天地没有时先有道，天地消亡时道还在。正是因为存在着阴和阳的对立统一，世间万事万物才能得以生长、变化、消亡和重新生长。

正所谓"阴阳互根，孤阴不生，独阳不长"，宇宙中的一切事物都是由阴阳组成的，即有形的物质和无形的精神。有形的物质以显性方式存在，无形的精神以隐性方式存在，两者互为根本，形成了宇宙中的对立统一。

万事万物以不同的形式存在着，人的身体也是物质世界的组成部分，人体的各个具体部位都有其物质属性，这种物质属性与万事万物之间没有直接的对应关系。但人体不是纯物质的，它是由人的思想境界、情绪、家族关系、个体基因所制约的特殊物质。人体的各个器官、部位在人的生命过程中都有其生理功能、作用等，这就与万事万物之间存在着取象比类的同属关系。如客观事物中的接受与不接受、容纳与不容纳，与人体的胃部同属一类事物；客观事物中的挪动与不挪动，与人体的膝关节同属一类事物；客观事物中的配合与不配合、配合好与不好，与人体膝关节的交叉韧带同属一类事物等。

一切事物都是平衡的呈现，所有我们看到的事物、感受到的情绪，既是平衡的结果，也是走向下一个平衡的开始。疾病也是平衡的结果，正是因为我们过度消耗自己的身体，思想出现认知错误，从而产生情绪和压力，造成身体的能量淤堵，身体才会以疾病的形式来提醒我们。

疾病是内在需要的一种表达方式，是社会化进程中形成的一种"需要"，也是自然界和谐与平衡的结果。外在的病症是我们内心世界的一面镜子，疾病的产生映照出了我们内在的心智状况——特别是我们内心深处排斥的东西以及一些深藏于我们内心的情绪"文件包"。

疾病是走向健康平衡的开始。疾病有不同的层级，即病、情绪、需要、命、觉悟、自然平衡、程序。经历了这些层级，我们才能重新塑造自己的精神世界，清除疾病产生的根源。

参考文献

［1］ 兰岚．中医情志护理对肝硬化消化道出血患者负性情绪和生活质量的影响［J］．辽宁中医杂志，2015，5（5）：1104-1106.

［2］ 常兴，张恬，孟庆岩，等．探析情志养生在情志病和中医"治未病"思想中重要作用［J］．辽宁中医药大学学报．2018年8月第20卷第8期：88-90.

［3］ 刘高岑．当代心智哲学的演变和发展趋向［J］．河南大学学报（社会科学版）．2006年1月第46卷第1期：33-37.

［4］ 笛卡尔．笛卡尔文集［M］．北京：中国戏剧出版社，2008．

第二节　脏腑与七情的对应关系

《素问·灵兰秘典论》中，把人体五脏六腑比喻（取象比类）为一个国家，以此使人们明白脏腑的作用与疾病的关系。即，心者，君主之官也，神明出焉；肺者，相傅脉之官，治节出焉；肝者，将军之官，谋虑出焉；胆者，中正之官，决断出焉；膻中者，臣使之官，喜乐出焉。

一、心

《黄帝内经》曰："心者，君主之官，神明出焉。"

《灵枢·本神》有言："喜乐者，神惮散而不藏。"《医碥·气》也说："喜则气缓，志气通畅和缓本无病，然过于喜则心神散荡不藏，为笑不休，为气不收，甚则为狂。"心藏神，心神散荡，喜笑不休则伤心。

心的生理功能：主血脉、主神志；心藏神，主神明；心为神之居、血之主、脉之宗，五行属火，火生土，起着主宰生命活动的作用。

君主：领导、长辈、有能力的人、比自己厉害的人、令自己害怕的人。

神明：广义的神指人体生命活动的外在表现。它可以通过心神无所不在，无所不能，无形控制有形，使神明脏腑安。它可以通过人的眼神、表情、语言、动作等反映于外。狭义的神指人的精神、意识和思维活动。

主血脉：心主血脉，指心脏推动血液在脉管内运行的生理功能。心脏不停地跳动，通过脉管把血液输送到全身各个脏腑、组织、器官，发挥濡养作用，以维持人体正常的生命活动。

在志为喜：指心的生理功能与精神情志活动与"喜"有关。喜属于良性刺激，有益于心主血脉的生理功能。心主神志的功能过亢，则使人喜笑不休；心主神明的功能不收，易使人悲伤。

二、肺

《黄帝内经》曰："肺者，相傅之官，治节出焉。"

肺的生理功能：主气、司呼吸，主宣发和肃降，通调水道，朝百脉，主治节。

主相傅：相傅，相当于一国的宰相、丞相，有辅佐领导之责。

主气、司呼吸：肺主气，主要指肺主呼吸之气和一身之气两个方面。肺主呼吸之气是指，肺是体内外进行气体交换的场所，人体通过肺的呼吸，吸入自然界的清气，呼出体内浊气，吐故纳新，促进气的生成，调节气的升降出入，从而维护人体新陈代谢的顺利进行。主一身之气是指，肺有主持、调节全身各脏腑经络之气的作用。

主宣发和肃降：宣发是宣布、发散，也就是肺气向上升宣和向外布散。肃降是清肃、清洁和下降，也就是肺气向下通降和保持呼吸道清洁。

通调水道：肺的宣发、肃降对体内水液的输送、运行和排泄起着疏通和调节的作用。

主治节：肺具有辅助心脏，对全身进行治理调节的作用。

在志为忧：忧悲对人体的影响大致相同，因而忧和悲同属肺志。忧悲能消耗人体之气，由于肺主气，所以忧悲易于伤肺。肺虚时，机体对非良性刺激的耐受性会下降，从而产生忧悲的情绪。

三、脾

《黄帝内经》曰："脾胃者，仓廪之官，五味出焉。"

脾的生理功能：主运化、主升清、主统血。

仓廪：仓库、承受、生成、储藏、接受与容纳的意思。脾"形如犬舌，状如鸡冠"，位于腹腔上部，隔膜之下，与胃以膜相连。脾系统由胃、肉、唇、口等共同组成。

主运化：指消化吸收饮食中的水谷精微，并将其传输至全身的生理功能。脾的运化功能分为运化水谷和运化水液两个方面。

主升清：指把水谷精微上输于头目、心、肺，以维持脏器位置恒定的功能。

主统血：指统摄血液在经脉内运行、防止逸出脉外的功能。

在志为思：正常思考问题对人体没有不良影响，但若思虑过度，就会影响气的正常运行，导致气滞和气结。"思则气结"，即思虑过度会导致神经系统功能失调，消化液分泌减少，使人出现食欲不振、纳呆食少、面容憔悴、气短、神疲乏力、郁闷不舒等症状。思虑过度不但伤脾，还会引起肠胃的神经官能症、消化不良，甚至引起胃溃疡。

四、肝

《黄帝内经》曰："肝者，将军之官，谋虑出焉。"

肝的生理功能：主疏泄、主藏血。

将军：统领指挥、指挥别人的人。如果被别人指挥，就会心不平。

主谋虑：谋，指谋划、策略；虑，指深思基础上的谋划。肝属木，木应春令生发之气，万物萌芽发生，必有谋虑在先，如同万事付诸行动之前必先深思熟虑一样。若有毒害、伤害、危害、不分敌友的不平心理，则会伤肝。

主疏泄：指肝脏具有疏通、宣泄、条达升发的生理功能。

调畅情志：人的情志活动有赖于气血的正常运行，而气血的运行有赖于肝的疏泄功能调节。如肝的疏泄功能失常，肝气升发太过，则可见急躁易怒、头胀头痛等症；如肝的疏泄功能不及，肝气郁结，则可见情绪低落、多疑善感等症。

主藏血：指肝脏具有贮藏血液、调节血量的生理功能。

在志为怒：怒为一种不良的情志刺激，可使气血上逆，阳气升越。怒可以伤肝，导致疏泄失常，肝气亢奋，随血气涌，表现为面红耳赤、心烦易怒；反之，如肝失疏泄，也可以导致情志失常，表现为情绪不稳。

肝在全身有正常藏血功能。因此，不该藏（停）而藏，该藏而不藏（存），需要时又没有（没藏），该用而不用，需要用而不用，一些人、东西、技术、工资、分房、出主意等需要变化但停止了，则会损伤肝动脉；不需要的不好的事物（如病、倒霉）不改变，则会损伤肝静脉。

五、肾

《黄帝内经》曰："肾者，作强之官，伎巧出焉。"

肾的生理功能：主藏精，主水液，主生长、发育与生殖，主纳气。

主藏精：指肾对于精气具有闭藏作用，包括"先天之精"（来源于父母）和"后天之精"（来源于脾胃）。

主生长：指人的整个生长、发育过程，主肾中精气的盛衰调节。

主水液：指肾中精气的气化功能对于维持体内津液代谢平衡具有极为重要的调节作用。

主生殖：指生育繁衍。

主纳气：指肾有摄纳肺所吸入之清气的生理功能。由肺吸入的清气必须下达肾，由肾摄纳，才能保持呼吸运动的平稳和深沉。

在志为恐：恐是人们对事物惧怕的一种精神状态。惊与恐相似，但惊为不自知，事出意外而受到惊吓；恐为自知，又称胆怯。惊与恐都是不良刺激，故有"惊则气乱""恐则气下"之说。惊恐虽然属于肾，但总与心主神志相关。心藏神，神伤则心怯而恐。

第三节　情志疗法的意义

一、社会需求大

情志疗法专注于解决现代人因思想、情绪导致的各类健康问题。开展情志疗法的研究与实践，十分符合中医"治未病"的理论与思想。国家中医药管理局已将情志疗法定为中医非药物疗法研究项目，这对于心理调理、预防医学、临床医学等都具有重要意义。

我国健康事业已经从单一的治愈疾病向治疗与预防并重发展，"治未病"已经正式上升为国家战略。2016年10月25日，中共中央、国务院印发并实施了《"健康中国2030"规划纲要》（简称《纲要》），确定了今后15年推进"健康中国"建设的行动纲领。《纲要》第九章明确指出：充分发挥中医药独特优势，大力发展中医非药物疗法，使其在常见病、多发病和慢性病防治中发挥独特作用。到2030年，中医药在"治未病"中的主导作用、在重大疾病治疗中的协同作用、在疾病康复中的核心作用将得到充分发挥。

此外，国家卫生健康委员会、国家中医药管理局联合印发的《关于规范家庭医生签约服务管理的指导意见》中提出，家庭医生团队应当根据签约居民的健康需求，在中医医师的指导下，提供中医药"治未病"服务。在具体实践中，不少地区强调家庭医生不仅要测量血压、测量体温等，更重要的是，要引导人民群众改善生活方式，即通过对家庭、个人的全方位了解，提前介入，以"治未病"为宗旨，化解疾病产生的各种因素，包括精神情绪因素。

据国家卫生健康委员会疾病预防控制中心公布的数据显示，截至 2017 年底，全国 13.9 亿人口中精神障碍患者达 2.4 亿人，总患病率高达 17.5%；严重精神障碍者超 1600 万人，发病率超过 1%，而且这一数字还在逐年增长。

情志疗法作为现有医疗体系和手段的一项重要补充，从全新角度认识生命、人体和精神，并且形成了一整套科学有效的调理方法，直接在人的精神思想层面进行调整，对现阶段因生活、工作压力而导致的疾病，往往能够起到良好效果，对于改变公众思想认知、提高全民健康水平具有重要作用。

二、安全可靠

情志疗法不同于传统的肌肉注射、口服药物或手术治疗，属于非药物疗法。通过科学的非侵入性方法，能够帮助患者找到诱发疾病的情绪源头并进行调理，快速有效地缓解情绪对身体的影响，减轻疾病痛苦或改善身体状况，无明显不良反应，具有传统治疗手段所没有的优势。本疗法对身体改善的效果以西医检验报告为量化指标，通过对治疗前后的结果进行科学对比，确认最后的调理效果。

三、适用范围广

情志疗法既可以作为主要手法进行疾病调理，又可以作为辅助手法进行身体调理，配合其他治疗手段发挥作用。在应用途径上，可以同中西医临床治疗、健康管理、健康促进医院、治未病、家庭医生、心理干预、术后康复、医疗美容等相结合，覆盖大健康产业的各个领域。

四、体系完备易普及

情志疗法是从当下的疾病入手，找出人内在的情绪障碍，在清除、化解情绪的同时，改变人内在的执着和认知错误，理清精神世界的秩序，让人重新回到能量充盈的状态中。目前，情志疗法在理论上已经形成了完备的体系，在具体操作上形成了标准化的操作手法，在实践中也取得了良好的效果。通过多年来的持续努力，情志疗法显示出了更加良好的应用前景。

在全世界范围内普及推广情志疗法和"治未病"理念，已经具备了扎实的基础。通过让更多人了解疾病预防与调理的新理念，帮助人们从内在出发，以情志的改变为基础，疗愈身体和心理的疾病，可以最大程度上减轻患者的痛苦和家庭、社会的负担，实现身心健康，促进社会和谐。

第四章　情绪的发生机制和作用影响

情绪是多种感觉、思想和行为综合产生的主观认知感受，同时会伴随着很多外部表现。简单来讲，情绪有喜、怒、忧、思、悲、恐、惊等多种状态。不同的情绪在人的身体上会产生不一样的反应，如喜则手舞足蹈、怒则咬牙切齿、忧则茶饭不思、悲则痛心疾首等。了解情绪的发生机制和对健康的危害，有助于科学地认识情绪，为有效处理情绪做好准备。

第一节　情绪的发生机制

人在当下的情绪往往与更早以前的细胞记忆有关。在幼年或更早以前，人在经历中所形成的情绪犹如"程序"一样，只要被类似的外在环境条件"点击"到，就会再次运行。相同情绪的感受会累加，对人的伤害一次比一次深。

情绪记忆来源于眼、耳、鼻、舌、身、意在人生经历中所吸收和接受的内容。这些内容被储存下来，形成细胞记忆，影响和决定着我们的思想以及由此而导致的行为，而行为的结果往往就关联着人生的命运。每当我们遇到一件事情，就会通过眼、耳、鼻、舌、身、意形成细胞记忆，"刻录"着我们看到、听到、闻到、尝到、触到的信息。其中，"意"指的是意识，即平常思考、判断、分析的指挥中心，它接收前"五识"（眼、耳、鼻、舌、身）输入的信息，进行判别、研读、分析、运算后决定行动。

但是，我们不仅有意识，还有潜意识，即那些我们意识不到却作用于我们心灵的记忆。潜意识中储存的资料就是我们的心灵"文件包"，具体来讲就是我们全部的经历和记忆。潜意识只负责储存各种资料，其本身并没有判别善、恶、对、错的功能，因此，心灵"文件包"就像电脑记忆库中的档案资料一样，只要"鼠标"点击，就会打开程序马上运行。而且无论这些"文件包"是好是坏，我们的内心都会认为这就是本来的自己，即使人的生活行为常被这些

"文件包"所影响也不自知。这种情况就像电脑对一些病毒无法判断一样，只要指令符合，电脑就会打开相对应的程序并运行，最终导致故障。

通常情况下，当我们的意识很强时，能处在"理智"状态下对外在的信息进行各种判断，选择性地接收或者忽略。但是，很多时候我们的意识会放松，有时候甚至会关闭。对大部分人来说，潜意识与意识是相对的，当意识很强的时候，潜意识会关闭；当意识减弱时，潜意识的通道就会打开，甚至增强。典型的情况如人在昏迷的时候，意识会停止运转，已无法实现分析及判断的功能，但是人的潜意识却仍在运作，还能"看到"周围的人、事、物，能够闻到周围的气味。潜意识会把当时环境中发生的一切都输入到记忆中，储存为"文件包"。更多的情况是人处于很放松、开心或很伤心、害怕、愤怒等情绪中的时候，意识会放松，甚至沉浸在情绪中进入"无意识"状态。这时候，人看起来是清醒的，但实际上，意识已经几乎不起作用，而潜意识会把当时的情绪与外在发生的事物共同"打包"成为"文件包"。在日后现实生活中，一旦出现与"文件包"中相同的人、事、物时，"文件包"就会被触发、运行，并以此认知、判断和产生行为。

人一旦启动了这些"文件包"，轻则会"睹物思人"，重则会成为"惊弓之鸟"。由此人的生活就会被自己潜意识中与"文件包"相关的外在发生所左右。过去的事情在时间上是过去了，但是一旦在生活中看到、听到、闻到、尝到、感到"文件包"中的要素时，当时的情绪就会被启动，或开心，或愤怒，或伤心，或恐惧，这些情绪导致的行为必定对"最好"的结果产生影响。而且更重要的是，大部分人都不知道什么事物是与自己的"文件包"相关的，所以，当这些情绪甚至行为发生的时候，就会以为这就是真实的自己，但其实这个"自己"是被不同的"文件包"引导和限制着的。

在生活中，人们的某种愿望没有得到满足，受到伤害或者做错某件事情时，都会导致产生恐惧、憎恨、愤怒、悲伤、失落、怨恨、内疚、害怕、自责等情绪。人们在经历中产生情绪，就会形成与这件事情相关的细胞记忆。美国《实验社会心理学杂志》上曾经发表一项研究成果科学地阐述了，为什么人们总是"越想忘的越忘不掉"。美国北卡罗来纳大学的心理学家基思·佩恩组织并参与了这项研究，他和同事经过科学的观测和实验后发现，情绪记忆是最难刻意忘掉的。很多人认为过往只是一场经历，是一时的情绪，但是心智运作机制会导致，人在有相同的事情发生时，仍然依据上一次的经历形成认知，产生结果。

如果情绪不能被有效地清除与释放，人就会继续重复上一次的经历，影响现在的生活、事业、婚姻、财富、健康及亲子关系。人的细胞记忆中存储的情绪越多，则遇到可以触发相同或相似情绪的机会越大，反应程度也会越激烈。不少人的暴力行为和倾向，或自杀行为，都是与早年经历在细胞记忆中存储的情绪有直接关系，只要条件符合，就会产生反应，并导致不良的结果。

第二节　情绪对身心健康的作用与影响

所有经历中产生的情绪都会留下烙印，形成情绪"文件包"，存储在人的心智中，只要条件符合，就会生根发芽，作用于人的生活与工作中，时间越久，伤痛越深，影响越大。人们在生活中形成的情绪会造成身体能量淤堵，从而导致疾病发生或加剧病情，产生危害和不良影响。

（一）情绪可以改变身体的物理表现

心理学家通过病例分析发现，生气1小时造成的体力与精神消耗相当于熬夜加班6小时。人的情绪得不到释放，会导致血压升高、胃肠紊乱、免疫力下降，引起皮肤弹性下降、色素沉着，甚至诱发疾病。因此，生闷气是对自己施加酷刑，是一种不断自我压抑、自我束缚的情绪表现。

研究证明，70%以上的人会遭受情绪对身体器官的"攻击"，其中，消化系统、皮肤是重灾区。人在遭受情绪困扰时，就会产生定向与定位性反应，不同的情绪会影响所对应的身体器官。

当生命还处在孩童或胎儿阶段时，人对情绪的感知更为敏感和强烈，此时遭受的情绪刺激会长期留在身体里，影响孩子的成长发育和生命活力。美国生物学家布鲁斯·立普顿博士通过30多年的单细胞研究发现，细胞的状态由外在刺激决定。当人处在情绪压力状态时，细胞就会进入防御状态而不是生长状态，脏腑的生长激素及机制都会关闭，免疫系统也会关闭，而潜伏在身体内的病毒就会有机可乘，使健康细胞发生变异。也就是说，人内在的恐惧、焦虑等

45

情绪会让身体细胞由正常生长状态进入保护状态，从而失去正常功能，相当于切断了生命的源泉。

有国外研究人员对一所学校的 1021 名儿童进行研究时发现，有 621 名儿童发育比较迟缓。深入研究得知，发育迟缓的孩子在哺乳期时大多有过父母双方感情不和、妈妈情绪波动剧烈的经历。人在生气的时候容易出现肝郁气滞，有的人甚至会产生血瘀的情况。这时，母乳的颜色甚至成分也会发生相应的变化。孩子吃了经受负面情绪影响的母乳后，心跳会变快，人也变得烦躁不安，有的甚至晚上哭闹、不睡觉或者消化不良等。因此，母亲的负面情绪不但影响自身的身体健康，同时还会影响后代的健康成长。

由过往经历形成的情绪，如果没有被及时释放，就会累积在身体中，形成能量淤堵，从而导致身体出现紧绷、酸痛或肿胀现象。通则不痛，不通则痛，久而久之，淤堵增多就会形成病变，如脏器的损伤、疾病或细胞病变等。

（二）情绪影响人体气血的平衡运转

人一旦产生情绪，一方面会造成身体耗氧，另一方面会通过交感神经系统使心跳增快、血管收缩，导致相关脏器供血、供氧不足，特别是大脑和心肌更容易缺氧。也就是说，情志的变化影响着人体阴阳气血的平衡和运行。

以中风为例，中风多是由于气血逆乱、脑脉痹阻或血溢于脑导致的，以突然昏仆、半身不遂、肢体麻木、口眼歪斜等为主要表现，起病急，变化快。这种突然出现的疾病往往与生气发火、怒不可遏等情绪相关联，当此类情绪事件发生时，患者如果不能较快平复，就很有可能引发中风。

剧烈的情绪变化会使人体阴阳大幅度失衡，导致严重的气血功能紊乱。情绪越强烈，对身体的刺激性越强，带来的伤害也越大。

（三）情绪干扰免疫系统引发各种疾病

情绪是免疫系统的无形杀手。科学家发现，身体组织中一些负责携带并传送信息的化学成分会受到情绪的影响，不同情绪下细胞功能会有所改变。因此，情绪刺激，短期内看会引起免疫力下降，使人感染小病小疾；长期来看会导致身体抵抗疾病的能力变弱。

科学家巴尔特鲁斯博士对 8000 例癌症患者进行调查后发现，患者被检查出癌症前 1~2 年大多出现过忧郁、焦虑、失望和难以解脱的情绪变化，大多数患者是在失望、孤独或受到其他沉重打击、精神压力倍增的情况下发病的。

据医学科学家们调查后发现，在经历了不幸的生活剧变之后，80% 的人会在两年内生病。人们做过对比试验，在体质、年龄、生活条件相似的两组人中，近亲眷属发生丧亡的一组人员，其死亡率要比相似年龄对照组高出三倍。

美国著名的精神神经免疫学科学家甘蒂丝·柏特在科学上取得了一项重大的研究突破，她发现那些包含情绪的分子分布在人体全身。也就是说，情绪与人体的五脏六腑相对应，存在于人体的全身各处。

美国"网络医学博士"网站等多家媒体综合相关研究后发现，生气不仅会伤及心、肝、肺等人体重要组织器官，还会增加癌症和猝死的概率，缩短人的寿命。

1. 伤心脏

美国哈佛大学医学院一项为期 20 年的跟踪研究结果显示，与善于控制情绪的人相比，爱发脾气的人患心脏病而死亡的概率较不爱生气者高 19%，爱生气的心脏病患者死亡率较不爱生气者高 24%。

2. 伤肝脏

美国弗吉尼亚大学的一项研究表明，生气会导致慢性丙型病毒性肝炎患者病情加重。

3. 伤肺脏

美国史密斯学院生理学专家贝妮塔·杰克逊博士及其同事完成的一项研究表明，年龄越大，越容易生气，肺功能也越差。生气时情绪激动过度，呼吸急促，甚至出现过度换气，造成肺泡持续扩张，得不到正常放松和休息，从而导致肺脏功能失常。

4. 伤肠胃

美国西奈山伊坎医学院医学教授马克巴比亚斯基完成的研究表明，生气会引起交感神经兴奋，导致胃肠血流量降低、蠕动减速，食欲不振，严重时还会引起胃溃疡。

5. 皮肤愈合慢

美国《大脑、行为和免疫》杂志刊登的俄亥俄大学的一项研究表明，脾气暴躁的人，身体自我修复能力较差，伤口愈合也较慢。

6. 致癌

生气憋闷是导致癌症的"快捷方式"。美国生理学家爱尔玛博士完成的研究表明，长期生气导致的内分泌功能紊乱和人体免疫功能低下，使得癌症更容易发生。

7. 猝死

《美国心脏病学会杂志》刊登的耶鲁大学蕾切尔·兰帕特博士完成的一项研究表明，生气会对心血管的健康产生负面影响。人在怒发冲冠时，肌肉中的血流量会高出正常水平，导致心脏供血减少，引发心肌缺血、心律不齐、大脑缺氧、气短，甚至猝死。

8. 折寿

美国杜克大学医学中心专家约翰·巴尔福特对 118 名参试大学生进行的 25 年跟踪调查发现，对他人敌视程度高的参试者，50 岁前死亡的概率高达近 20%；相比之下，"敌视度"低的参试者，50 岁前死亡概率仅为 5%。

（四）情绪降低认知和思维能力

思想产生情绪，情绪又影响思维方式，情绪是生命能量的最大消耗。我们会发现，人发脾气过后会感到身体无力，甚至在发脾气过程中遭遇病情或死亡。细胞记忆中存储的情绪越多，人再次遇到相同或相似境遇时产生的反应就会越明显。情绪存储的时间越久，对人的作用和影响就越大。情绪会侵蚀人的身体细胞，破坏人的脏腑器官，影响并作用于人的心智，使人常常因此失去理智。

当我们努力压抑、控制这些情绪时，那些可以用于达成目标和创造物质生活的生命能量就会被极大消耗。随着时间的推移，这种影响甚至会导致人过早失去生命，并在这个过程中将自己的思维模式传递给下一代，严重的还会对社会及他人造成危害。

累积的情绪记忆会造成人在思想上的错误与局限，影响人的行为和结果，同时也会导致身体的很多疾病，阻碍美好生活的实现，限制内在本我的发展，让人失去许多本应享有的幸福与快乐。更重要的是，当我们带着早期残缺的自我形象，并且一直认同和相信那是真实的自己时，就会被恐惧、担忧所驱策。那些存储在心智中的负面情绪如果得不到有效清除与化解，将使人一直沉浸在烦恼与痛苦的思想之中。

　　思想与情绪是相互作用的。遇到同样一件事，不同的人会有不同的看法、理解和认知。而情绪又会制约思想，让人执着在当时的情绪中。在生活中可以看到，很多夫妻、朋友的关系破裂，不是因为当下而是因为过往的情绪累加到了极点。

　　我们每个人在成长过程中都会受到这样或那样的内在创伤。而在我们觉得委屈、恐惧或是生气的时候，通常会被命令"不准哭、不许发脾气"，所以，这些情绪就会被压抑下来，形成生命障碍，阻碍生命能量的流通。这些形成生命障碍的情绪如果得不到清除和化解，就会像"文件包"一样扎根在我们的细胞记忆中，只要条件适宜，就会生根发芽，随时影响我们的生活和命运。

参考文献

［1］　王慧霞，李伟，王有杰，等.负性情绪对机体神经内分泌的影响及ERP特征［J］.辽宁中医杂志，2014，41（11）：2284-2286.

［2］　乔建中，王云强.情绪状态与身体健康研究的新进展［J］.中国心理卫生杂志，2002，16（10）：704-706.

［3］　宫翠风，王惠萍，尉秀峰，等.童年期创伤性经历与青少年抑郁症的关系［J］.中国健康心理学杂志，2016，24（7）：1076-1079.

［4］　赵敏，郭友逢，张萌，等.肠易激综合征早期生活事件模型下的大鼠结肠肠神经可塑性研究［J］.解剖学研究，2013，35（2）：120-125.

［5］　Emeran A.Mayer，Bruce D.Naliboff，L Chang，et al.Stress and the Gastrointestinal TractV.Stress and irritable bowel syndrome［J］.Am J Physiol Gastrointest Liver Physiol，2001，280：519-524.

［6］　严灿，潘毅，邓中炎，等.中医情志致病机理的研究——应激状态大鼠腹腔巨噬细胞释放H_2O_2功能的观察［J］.中医杂志，1997（4）：236.

［7］　刘汶，范萌，王仲霞，等.功能性消化不良中医证型与情绪的关系［J］.中医杂志，2008，49（9）：825-827.

［8］　孙丽霞，朱垚，高菲，等.不良情绪与脾胃病临床症状的相关性调查研究［J］.南京中医药大学学报，2015，11（31）：521-523.

［9］　詹向红，乔明琦，张惠云，等.愤怒表达方式及特质对情绪恢复期自主

神经的影响［J］. 中国中西医结合杂志，2013，6（33）：1475-1478.

［10］宋玉萍，孙宏伟，王艳郁. 支气管哮喘与情绪的研究进展［J］. 中国行为医学科学，2006，12（15）：1151-1152.

［11］陶嵘，姚树桥，赵勇，等. 情绪应激对 NOD 小鼠血糖、胰岛炎及胰岛内细胞凋亡的影响［J］. 中国行为医学科学，2004，13（4）：372-374.

第五章　情志疗法的理论体系

情志疗法是以中医学理论为基础，结合西医学和心理学有关情绪与疾病关系的论述，在个案处理和研究中总结出来的。人的思想与外界环境冲突时会产生情绪，情绪导引气血产生定向反应，形成身体各器官的规律性变化及身体中的能量淤堵，反过来又影响气血流动，导致免疫力下降，严重时会出现病理反应或者加剧原有病情。其理论体系主要包括以下 6 个方面。

1. 人的身体不仅具有物质属性，而且具有精神属性，物质与精神的双重属性决定着身体的状态，二者相互作用、相互依存、互为因果

西医学强调药物、手术等作用于身体机体的治疗手段，更强调身体的物质属性。但从疾病发生发展的现实情况来看，情绪对健康的影响不可忽视。一方面，由思想情绪直接导致的精神类疾病呈高发态势，患病人群不断增加且呈年轻化；另一方面，情绪作用于身体，会导致身体出现病变或加剧原有病情，阻碍身体康复，引发多种常见病、慢性病发生。

2020 年 10 月 10 日是世界精神卫生日，世界卫生组织总干事谭德塞指出，全球有近 10 亿人患有精神障碍，每 40 秒就有 1 人死于自杀。在中低收入国家，患有精神、神经和药物滥用障碍的人群中，超过 75% 的患者没有得到过任何治疗。我国国家卫生健康委员会疾病预防控制中心公布的数据显示：截至 2017 年底，我国 13.9 亿人口中，精神障碍患者有近 2.5 亿人，而且这一数字还在逐年增长。《健康中国行动（2019—2030 年）》指出，我国常见精神障碍和心理行为问题的人数在逐年增多，个人极端情绪引发的恶性案（事）件时有发生。我国抑郁症患病率达 2.1%，焦虑障碍患病率达 4.98%。

健康的一半是心理健康，疾病的一半是心理疾病。联合国世界卫生组织（WHO）强调的健康四大要素是愉快心情、适量运动、充足睡眠、均衡营养。

《2018 年全民中医健康指数研究报告》指出，影响健康的因素中，排在第一位的就是情志。没有焦虑情绪的人患病率为 5.1%，偶尔有焦虑情绪的人患病率为 22.3%，有时有焦虑情绪的人患病率为 46.4%，而多数时间有焦虑情绪的人患病率高达 51.1%。可见除了物质身体的健康以外，心理健康也是健康的重要方面，并日益受到医学界和社会公众的重视。

人的身体不仅具有物质属性，而且具有精神属性。物质与精神的双重属性决定着身体的状态，二者相互作用、相互依存、互为因果。《黄帝内经》曰："心者，五脏六腑之主也……故悲哀忧愁则心动，心动则五脏皆摇。"西方社会通过研究家庭、社会、潜意识、行为等对人体疾病的影响，在 20 世纪 30 年代确立了心身医学的科学体系。这些都是对人的二元双重属性的认识和发展。

精神与物质是相互存在、相互作用、相互转化的关系。人产生的不同情绪会对应身体的不同器官产生不同的反应，形成对器官的影响和作用，最后引发病理反应。同样，人的精神能量来源于身体的脏腑器官，当人的身体器官受到损伤时也会导致精神能量的下降。

2. 每个人在成长、受教育等生命进程中，都有过需要得到尊重、支持和关爱时却没有得到而产生的怨恨和恐惧情绪，因受到意外伤害而导致的害怕和担忧情绪，因做了错误的选择而形成的内疚与自责情绪，对亲人离世而引发的悔恨和失落情绪等

人的情绪和伤害大都来自于幼年时期的经历。因为在这一时期，人的意识还没有完全形成，但是心智却得到了很好的表现。也正是因为这样，最亲近的人——父母、亲人和老师等所做出的一些言语和行为，都会在人的心智中形成"文件包"，对其日后的健康造成影响。

每个人在成长过程中会遇到各类突发事件，也会或多或少受到意外的伤害。任何意外伤害都会在心智中留下对这些事件的感受，种下一个"文件包"。日后只要条件成熟，这个"文件包"就会开花结果，产生效力，从而影响人的行动。即使人的意识很清楚，但由于心智中形成的带有情绪的"文件包"对行为的作用，使人很难得到自己想要的生活。

心智中的各类情绪负担虽然看似无形，却无时无刻不在主导着人的行为和反应，它们会伴随时间形成作用力。随着情绪的不断累积，由其产生的作用和影响力会越来越大。

3. 人的思想与过往经历所产生的情绪会形成细胞记忆，每当有类似的情景发生时，过往的情绪就会被再次触发重演，反复作用，持续加深对身体的影响

人的思想与过往经历所产生的情绪会形成细胞记忆，即使有些记忆在我们的意识中已经模糊了，也能够在心智层面不断发挥作用，让我们在遇到类似情景时不断重复过往的记忆，做出类似的选择，加剧情绪的负面影响。

人在幼年时期的经历尤为重要，因为此时作为一个尚不成熟的个体，意识还很难发挥辨别选择的作用，很多影响会直接进入心智深处，形成细胞记忆的"文件包"。甚至当孩子还在母亲腹中时，就已经开始有了精神记忆，父母的情绪会不断复制在孩子的细胞记忆中，父母的精神状态直接决定着孩子的气质禀性。

人在经历中形成的细胞记忆会存储在遗传基因中。目前，科学已经证明了，人的遗传基因中有着不可分割的属于自己的基因排列和信息密码，而且包含着健康与疾病的传承，不同的基因排列和密码造就了人不同的禀赋与病源。带有疾病特性的细胞记忆，会在生活条件与环境符合的情况下，使人的身体呈现疾病的表现状况。有的人总是莫名其妙地受到一些疾病困扰且难以治愈，这种状况可能就是带有"天赋"的基因记忆在起作用。通过找到基因中的"细胞记忆"并加以调整，可以有效改善人的身体状况和心理状态。

细胞记忆中的情绪虽然不会自行消失，但会每天作用于人体，影响正常的气血运转，甚至导致疾病。情志疗法通过对情绪进行有效疏导、清除和化解，能够帮助患者走出细胞记忆中"错误情绪"形成的"错误认知"，疏通身体气血的瘀堵点，使气血再次恢复正常运转。

情志疗法关注的是疾病产生的根本原因，强调从根本上释放导致疾病产生的情绪，疏通能量淤堵点，恢复气血的正常运转，因而具有独特的治疗优势，是现有中西医治疗手段的一项重要补充。

4. 情绪导引气血产生定向性与定位性反应，形成身体对应器官的规律性变化和身体的能量淤堵，导致免疫力下降，使人生病或加剧原有病情

中医学认为，"百病生于气也，怒则气上，喜则气缓，悲则气消，恐则气下，寒则气收，炅则气泄，惊则气乱，劳则气耗，思则气结"，就是说，思想使人产生看法和情绪，从而影响气的正常运转，这种气血变化最终会形成疾病。气血是维持人体生命运行的能量，不同的情绪会产生不同的气血变化，导引生命能量形成不同的反应。

西医学认为，人体的免疫系统犹如忠于职守的"哨兵"，在监视和阻止肿瘤扩展和转移方面起着十分关键的作用，而情志对免疫功能的影响主要是通过神经内分泌系统实现的。神经内分泌系统和免疫系统之间存在着一个完整的调节网络，当人出现过分的焦虑、紧张、怒气、恐惧、激动、窘迫、抑郁等不良情绪时，会波及神经内分泌系统，进而影响神经递质和激素的正常水平和作用，降低身体的免疫力，最终发展为疾病。

从心理学角度来看，传统上，认知科学一直忽视对情绪的研究，然而，在过去的 10 年间，对情绪与认知的关联的重视程度大幅提升。由于情绪在人类思维和行动中担任的角色，认知科学对人们行为原因的解释经常要求提到情绪状态。与情绪的评估观点相反，另一派则强调身体反应，如心跳加快、呼吸频率升高、血压升高等。情绪使身体产生的反应具有不同的强度，强烈的情绪会打乱身体气血的运行，使体内某一部位产生瘀堵，日积月累，形成病变反应。

总体来说，不同的学科都已经涉及对情绪和疾病关系的探讨。人的思想变化会产生情绪，情绪会导引气血产生定向性与定位性反应，作用于人的机体。这种作用机制并不是随机的，而是有规律可循的。

情绪对身体的作用具有定向性，意味着不同情绪对应着身体的不同部位或器官。反之，当身体出现疾病时，我们可以推断出是哪些情绪导致的，从而进行精准的判断与疏导。身体不同部位的疾病所对应的部分情绪具体如下。

（1）头部：对长辈、领导、丈夫、偶像、明星、专家、成功人士、富豪以及历史人物有不服气、着急、生气、怨恨、害怕、恐惧、看不顺眼、亢奋、激动等情绪；对一些人、事、物等有害怕或觉得惹不起的情绪。

（2）颈椎：连接头部与身体躯干，有对父母、领导、做得好的人等看不惯、看不顺眼、不服气、不认同、生气、较劲等情绪。

（3）眼睛：具有观看的意义，所以眼部疾病与各种"看"相关联，如有看不惯、看不顺眼、不想看、不想面对某人或某件事情等情绪。

（4）耳朵：具有听的意义，所以耳朵疾病与各种"听"相关联，如有不想听、不爱听的情绪，患耳病的人身边通常都有一个让自己感到啰唆或者不想听的人。

（5）嗓子：具有说的意义，所以喉咙疾病与各种"说"相关联，如有不想说、不愿说、说了也没有人听等情绪。

（6）牙齿：与决定有关，源于有需要决定但又决定不了，或反复纠结，或对某些人搬弄是非等各种"混淆"言行的反感、怨恨、忍无可忍等情绪。

（7）鼻子：源于小时候被父母管教得很严格，有受到压抑、想说但又不敢说的情绪。

（8）心脏：与对"好"的盼望、希望、惦念、挂念、高兴、兴奋、激动、紧张、担心、害怕等各种不平情绪相关。

（9）肩膀：与责任感太重，扛太多事情，凡事都一肩挑而产生怨气、冤枉、委屈的情绪相关。

（10）肺：对未来前途、命运担忧，遇到事情有委屈、压抑、悔恨、窝囊等情绪。

（11）咳嗽、气喘：压抑、被限制、窒息的爱、有话想说又害怕，想要表达的事情、观点、感受、态度、主张或情绪受到压抑。

（12）肝病：与出于好心，为得到好评去做事，结果失败、上当受骗、别人不理解，从而产生窝囊、委屈、冤枉、急、气、恨、怕等不平情绪相关。

（13）胆结石：有为过分较劲"对与错"并总认为自己的思想正确的情绪。

（14）子宫肌瘤：源于与母亲的关系问题、与丈夫的情感问题、对孩子的担忧、与房子有关的情绪。

（15）腰椎：与对某些重大事件难以承受，或自己承担很多家庭、事业和他人重担却没有得到别人认可的情绪相关。

（16）胃痛：有对某些人、事、物不能接受、生气、怨恨的情绪，或与生活、工作、事业、经济压力大有关的情绪。

（17）大肠：产生于对钱的各种不平思想，如多花了、白花了、花钱没有控制好或买错了东西造成浪费等。

（18）肾相关的疾病：与对以前选择的人、事、物担心、后怕、后悔，因两性之间感情关系产生埋怨、委屈、愤怒、担忧、后悔、怨恨，早年与性别有关的伤害留下了心理记忆等情绪相关。

（19）发热：有发火、生气、强烈压抑说不出来、无法表达愤怒的情绪，特别是孩子对家长答应的事情没有做到产生的情绪。

（20）肿瘤：有压抑、悔恨、被冤枉和曾经因生活状况想过死，说过"死了算了""活着还不如死了"等话，当时遇到难过去的事情或者生活压力大、受到冤枉时的情绪。还有因别人给予自己的伤害而非常恨对方，恨别人、怒骂别人、说狠话等情绪。

5. 只要找到细胞记忆中影响健康的对应情绪记忆，通过科学有效的方法释放、清除和化解情绪，疏通形成疾病的能量淤堵点，就能达到提升身体自愈能力，缓解、减轻疾病的效果

面对情绪问题，人们通常会选择顺其自然地过去，通过"放下"来使自己重新恢复正常状态。但是所谓的"放下"也只是在意识层面的不再去想，将那些触动、干扰自己的念头或带有情绪的想法用理智压抑住。然而，就像计算机要想高速有效地运行，除了硬件良好还必须没有病毒影响一样，如果只是单纯地扩大内存，而不把潜在的病毒清除掉，这些潜伏的危机就会在看不到的后台不断发生、繁衍，甚至无声无息地拖垮整个计算机网络。人的心灵也是如此，一味地用理智去压制那些负面情绪和经历，实际上是对能量一次又一次地大量消耗，问题并没有得到根治。

在人的生命繁衍和进化过程中，往昔经历所产生的一切情绪都会被存储在心智中，无论是一分钟前的，还是几年、几十年前的，甚至千百年前家族遗传的情绪，都会穿越时空，对我们现今的生活和命运产生作用。

对于计算机来说，只要找到"源程序"进行重新编译，给出新的软件信息，从而形成一个新的程序，计算机就会执行新的运行方式。人的心智也是如此，只要找到情绪发生时的经历，采用科学有效的方式进行化解和释放情绪，犹如重新编译软件一样改变原有信息，因为这件事情执着的思想也会随之改变，原有的身体能量淤堵点和情绪伤害也会随之消失，使身体重新回归正常、轻盈的运转状态。

6. 情志疗法在减缓疾病改善健康的基础上，能够进一步帮助患者在回顾生命历程的过程中转变思想，重新审视疾病与生命的关系、人与自然的关系，学会敬天爱人，正确对待疾病、对待人生，珍爱生活，尊重生命

任何事物的存在都具有两面性，都有其一分为二的解释，生命本身也是一样。老子有云："夫唯病病，是以不病。"只有正确认识、了解并面对疾病，才能有效预防和避免疾病。对疾病的认知和对生命的态度决定着我们是创造人类的健康生活还是导致疾病的发生。

世界上的一切都是平衡的，只是能量在不同条件下会转化为不同的形式。人向自然界施加一个力，就会有一个反作用力产生。如果我们能够从疾病的发生中有所觉悟，并改变我们的思想，就可以改变疾病的现状。

外在的病症是我们内心世界的一面镜子，疾病的产生映照出了我们内在的心智状况，特别是我们内心深处排斥的东西，即我们不想成为、不想经历、不想看到、不想做到、不想得到、不想承受的，以及一些深藏于内心的情绪"文件包"。大多数人都不愿意再次面对它们，更不愿意被它们所影响。但是，无论我们用什么方法去压抑、隐藏、遗忘，它们都是我们内心深处挥之不去的阴影。它们会用各种方式提醒我们，病症正是其中一种常见的表达方式。它们通过疾病来引导我们内观自己，觉察自醒。也就是说，作为患者，我们不仅是"受害者"，更是"肇事者"。身体的病痛很大程度上源自于内在的心智。

既然身体的病症是我们内在的反映，那么要对病症"治本"就应该立足于心智。诚然，世界上确实存在着细菌、病毒等外因，但"内因不伤，则五脏平和"，即，阴阳平衡自然，"正气存内，邪不可干"，则外因就不会发挥作用令人产生疾病。从某种角度来看，外因是客观存在的，但它们的存在并不是为了引起疾病，相反，是人们在利用它们的特质来实现自己的病痛。疾病是人内在思想的表达，病毒、细菌等便是人们实现生病的一种辅助手段。

不同的情绪会导致不同的心智结构，进而使人的身体出现不同的病症。因此，当身体出现各种不适时，我们要做的，不是一味地吃药，把这种症状消除，而是应该回到我们的内在，看看到底是哪种情绪导致了现在的疾病，这也是一种治本的方法。

人类常见的两大类情绪是亢奋情绪和较劲情绪。

亢奋情绪表现为向外的生气、激动、发脾气，特点是快速发生、持续性短，造成的结果是"有多少亢奋就有多少挫折""三十年河东，三十年河西"。比如，爱激动的人心脏、心脑血管容易出问题；爱生气的人容易出现甲状腺疾病、肝病；干活爱生气的人肩肘容易有问题；儿女不听话的人易出现膝关节病症；爱着急的人容易心跳加快、高血压等。

较劲情绪表现为向内的紧张、担心害怕、犹豫不决、胆小、恐惧、委屈、冤枉、怨恨，特点是持续性长，造成的结果是"有多少较劲就损多少福报"，命运坎坷、财运不济、难成大事，也容易受人欺负。比如，爱较劲不服气的人容易出现颈椎问题；害怕胆小的人易出现肾脏问题；疑心重的人易出现胰脏病症；认真的人通常比较瘦；害怕压力的人容易低血压；不爱看的人容易眼花；不爱听的人容易耳聋；被急切要求多吃的孩子容易厌食和消瘦；爱着急、担心、害怕的父母，孩子容易发热感冒；常争吵的父母，孩子容易咳嗽；爱为钱较劲的父母，孩子容易腹泻等。

由此可见，生病也是在提示我们要解决内在的问题。实际上，每种疾病都代表着心智背后的困扰，都离不开自我的执着。因为世间万物大多都是以"我"为中心，以"我"的失去和获得为衡量标准的，所以人们常常会看不清事物本来的样子。每个人都活在自己心智创化的世界里，要想改变自己的命运，就必须改变内在的思想，即存储于我们心智中的与自己愿景、希望不相符的"程序"。透过疾病的发生，我们可以找到内在的心智结构和障碍，再通过改变内在的思想来改变外在的事物。

疾病在带给我们痛苦与烦恼的同时，其实也展现出了我们内在的问题所在，为我们生命的改变提供了契机。在面对疾病时，我们应该通过疾病找寻内在的病因，通过改变内在的观念从而开发出自己内在的力量。一旦心念转变了，我们自愈的潜能就会被唤醒，身边的事物就会跟着转变。保持一种积极的心态，内心充满爱与感恩，可以极大程度地增强人体的免疫力，让人的身心更迅速地恢复健康。因此，很多医生经常会建议患者多参加登山、旅游等活动，以激发其内在的爱心，让其在了解生命意义的同时，唤醒其对生命的感恩，从而由内而外地提高其自身的免疫力。

总之，让我们保持身心健康的秘诀很简单，就是"爱与感恩"。生命本来是健康的，是我们内在的消极情绪创化了我们身心的疾病，而爱与感恩就是无上的"补品"，可以让我们的身心充满活力，永葆健康。

操作篇

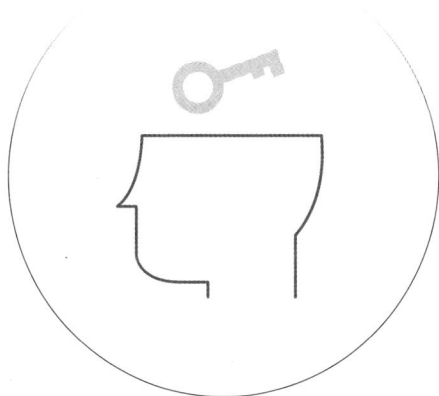

第六章 运用情志疗法调理致病情绪的操作规范

第一节 工作前的准备

学习目标：掌握询问患者健康状况的语言和方式，能用简明通俗的语言向患者介绍情绪与疾病的对应关系，并掌握咨询的工作程序及相关知识。

一、工作程序

1. 询问基本信息

通过交谈和填写表格确定以下信息。

（1）来访者年龄（22~60 岁），是否具有正常的思维、行为和语言表达能力。

（2）来访者的主症、伴随症状、诱因、病程及既往诊疗情况。

（3）来访者所患疾病是否因情绪导致的功能性疾病（即器官、组织没有实质性病变，而是由于功能失调导致的疾病）。

（4）来访者平时的身心健康状况及家族病史、婚姻状况、与父母的关系等。

（5）来访者是否阅读过《心转病移》书籍、音频或参加过相关课程学习。

2. 情志疗法的禁忌证

（1）属于器质性疾病（即器官、组织有实质性病变，细胞、组织出现明确的炎症或坏死、损伤等病变而导致的疾病），正接受医院给予的药物、手术、化疗、透析等治疗的来访者，不适宜采用情志疗法。

（2）缺乏正常思维、行为和语言表达能力的来访者不适宜采用情志疗法。因为自身问题，这些来访者难以有效配合找到影响身心健康的情绪事件，无法开展有效的情绪释放，反而会因过激行为导致危险。

（3）心脑血管疾病严重、高血压严重、眼压高、眩晕、精神病、认知障碍症、有癫痫病史等来访者不适宜采用情志疗法。这些状况会使来访者在情绪释放过程中容易出现身体过激反应，或难以抑制过激情绪。

（4）24 小时内饮用药物、酒精、咖啡或吸毒的来访者不适宜采用情志疗法。因为这些物质都会激活中枢神经系统造成大脑兴奋，导致其在面对情志疗法调理师给予的提示或引导时，不能正常真实地表达。

（5）睡眠不足者。睡眠好坏和精神相关，精神涣散、注意力不集中、精神疲劳、记忆力减退、协调性下降、易怒、焦虑不安等症状，都会影响情志疗法的效果。

3. 观察

用微笑表示对来访者的欢迎，并在来访者进入咨询室的同时，仔细观察来访者的服装、外表、精神面貌、行走活动及语言表达，即通过观察，对来访者的基本情况有大概的了解，做到心中有数。

（1）服装：可传达人们的外貌、形象、身份、气质，并表现出穿着者的身份、地位、形象等特征。在观察服装时，可以通过观察款式、色彩、材料和工艺等来判断来访者此时的内心状况。一个人的内在心理状况会通过外在呈现，如人在高兴与喜悦时通常喜欢穿明快亮丽的服装和佩戴相应装饰，反之亦然。

（2）外表：相由心生，通过观察一个人的体质状况、发型、装束、衣饰等，可以推测对方目前所处的情绪状态，如紧锁的眉头、哀怨的眼神表达了抑郁的心情。

（3）精神状况：我们每时每刻都处在一种精神状态之中，人们常用精神状态表述当时的心境，向外界传递感觉信息。

（4）行走与活动：注意活动的量和性质。比如，躁狂患者常活动过多，不安分；抑郁病患者少动而迟缓；焦虑患者常表现出运动性不安，或伴有身体震颤，或表现出不自主的运动如抽动、舞蹈样动作等。

（5）语言表达：观察言谈的速度和量，有无思维奔逸、思维迟缓、思维贫乏、思维中断等情况，以及言谈的形式与逻辑，思维逻辑结构如何，有无思维松弛、破裂、象征性思维、逻辑倒错或词语新作等。此外，还可观察来访者的言谈是否属于病理性赘述，有无持续言语，言谈内容是否存在妄想，内容是荒谬还是接近现实，与其他精神症状是否有关系，是否存在强迫观念及与其相关的强迫行为等。

（6）情绪状态：可以根据面部表情、姿态、动作、讲话语气、自主神经反应（如呼吸、出汗、紧张、恐慌、焦虑、急躁等）了解来访者当下的情绪状况。

4. 判断

通过询问、观察来访者，排除情志疗法的禁忌证，初步判断其属于哪一类功能性疾病，确定是否可以进行情志疗法调理。

5. 介绍

（1）向来访者介绍情志疗法的基本理论与方法，阐释情绪与疾病对应关系的基础知识，告知其目前身体状况对应的情绪问题、调理过程中的注意事项，请其填写知情书并签字。

（2）充分了解来访者的个人成长经历、婚姻状况、父母关系及目前想解决的身心健康状况，了解来访者的性格特质和思维方式，以便在调理过程中更快速地定位其当下的身心状况和对应的情绪状况。

（3）与来访者沟通后，将自己的判断结果向对方做简要说明，并用通俗语言向来访者介绍情志疗法过程中的注意事项，包括情志疗法的方法、作用、疗效、优势等。

二、相关知识

1. 正确使用医学应诊用语询问病史

举例如下。

（1）您好！您感觉哪里不舒服？

（2）您需要我们为您解决哪些方面的症状？

（3）您在出现身心状况前遇到过什么让您很有情绪的事情？

（4）这件事情给您带来什么样的感受？（如果出现情绪状况就要停止）

（5）您对他（她）有哪些委屈、不满、内疚、悔恨等？（如果出现情绪状况就要停止）

（6）您现在的症状是否到医院进行过检测？医院的检查结果如何？

（7）您做过哪些治疗？治疗后症状有什么改变，是好转、无效还是加重？

（8）您是否了解自己的身心状况与哪些情绪有关？

2. 用通俗语言向来访者简单介绍情志疗法的作用

（1）基本情况讲解：中医学认为，"百病生于气"，很多病都是由情绪导致的。比如在生活中，当我们感觉生气不高兴时，就会胃口不好、吃不下东西。《黄帝内经》中有"怒伤肝、恐伤肾、忧伤肺、喜伤心、思伤脾"之说。也就是说，人的不同情绪会影响身体对应的脏腑器官。

西医也谈到，情绪是对免疫力最大的伤害，而人的健康在于良好的免疫力。《2019—2030 年健康中国行动》指出，我国现有焦虑症的患病率为 5%。《2020 年全国中医药健康指标研究报告》指出，经常焦虑的居民比例高达 45.3%，而不焦虑的居民占比仅为 4.5%，可见焦虑与疾病有着对应关系。现代人的工作、婚姻、生活压力越来越大，从而造成很多人的身心健康出现了问题，正所谓"健康的一半是心理健康，疾病的一半心理疾病"。

情志疗法由中国民族医药协会健康科科普分会副会长、中国中医预防协会常务理事包丰源所创立。2021 年 3 月，"运用情志疗法调理致病情志的研究应用"项目通过科技成果评审达到国际领先水平。相关书籍《心转病移》获得 2020 年度中国民族医药学会颁发学术著作三等奖，包丰源老师通过 10 年研究总结出 50 多种疾病与情绪的对应关系，并在实践中取得了良好效果。其原理是：人的身体不仅具有物质属性，而且具有精神属性。比如，当我们不高兴时，就容易出现吃不下饭的状况，勃然大怒时就易出现血压升高；同样是查出了肿瘤，有的人被吓倒或吓死，而有的人则用积极的心态面对身体状况，结果往往后者的生活质量和生存时间远大于前者。这说明精神思想对物质身体有着重要的影响。

情志疗法就是要从当下的疾病状况入手，找到影响身心健康的情绪因素。这些情绪因素通常都是更早以前的一些令人耿耿于怀的人生经历，有的经历虽然看起来过了很久已经被忘却，但人在经历中形成的细胞记忆依然会产生影响和作用。比如，人在 6 岁学过游泳，即使 20 年没有游过泳，到水里也还能游泳，这就是细胞记忆的作用。通过科学有效地实施情志疗法，可以找出细胞记忆中不健康的情绪记忆，追溯源头，并释放、化解、清除病患的情绪"种子"，从而使人走出情绪困扰，获得健康人生。

更重要的是，在这个过程中，可以帮助来访者在回顾生命历程的过程中转变心智，重新审视疾病与生命的关系、人与自然的关系，正确对待疾病，懂得敬天爱人、尊重生命，实现情绪的释怀与心念的转变，从而达到增强免疫力、激发修复自愈能力的目标，使其获得身体健康与富足人生。

（2）进行情志疗法调理前与来访者进行沟通，如"您好，在进行情志疗法调理时，我会帮助和引导您回忆一些过往的经历，希望您也要配合我一起回忆，因为只要找到与当下身心状况有关的情绪经历，您的身心健康状况才会得到改善和提升。本法通过科学有效的方式，进行有效的情绪释放、清除和化解，这样淤堵的生命能量就会再次正常有效地流动，您的身心健康也会有所改善。"

"您现在的身心状况与这些情绪有关，稍后我会帮助您找到相应的情绪事件，希望您能够完全配合我，我们一起回顾一些经历，走出情绪困扰。"

3. 注意事项

（1）在与来访者沟通的过程中，应注意表情和动作的自然协调。

（2）来访者叙述身心状况时，应耐心仔细倾听，不要随意打断，或表现出不专心、不耐烦的神情。

（3）与来访者交谈时，要态度诚恳、语言温和、注视对方，在来访者述说一段经历有停歇时，可以向对方微微点头，以表示对对方的关注与尊重。

（4）介绍情志疗法或解读案例时，语言要诚恳，内容要真实恰当，不要使用过度、极端或有夸大作用的语言。

第二节　工作环境及准备

一、情志疗法调理工作室

工作环境会直接影响来访者的心理状况及调理效果，适宜的房间面积、灯光、温度、湿度和干净整洁的室内环境可使来访者身心舒适、精神放松，有利于早日康复。

布置一间情志疗法调理工作室，以简单素雅、安静舒适为原则，选择能够避免有噪音或他人干扰的独立空间，大小为 12 平方米左右最为适合。

（1）房间隔音：地面铺装地毯，既可以减少噪音，也便于来访者放松。室内和门做好隔音装修，室内安置消音装置。在屋外进行模拟情绪释放时的声音，在房间和窗户外面的 1 米距离用分贝仪测试，建议不超过 55 分贝。

（2）房间设施：摆置舒适的沙发、茶几、后背可以调整角度的沙发椅，再放置一两盆绿色植物或花盆，灯光及空调适中即可。

（3）室内温度：查看室内温度计，室内温度保持在 25℃左右为宜，也可以根据来访者的要求，将温度调节至适宜范围。若室内温度过高，会使来访者的神经系统受到抑制，不利于散热，出现烦躁情绪；若室内温度过低，则易使来访者受凉感冒，且因毛细血管收缩出现神经肌肉紧张等。室内温度的调节通常采用开空调来降低温度，也可使用暖气、空调来提高室内温度。不过要注意将空调发出的噪音尽量降低到最小，以防影响到来访者的心情，从而扰乱来访者对过往经历的回顾。

（4）室内湿度的检查与调节：湿度指空气中水汽的含量程度。室内湿度应在 50%~60% 之间，也可以根据季节情况或来访者的要求调节室内湿度。若湿度过高，出汗被抑制，就会使来访者感到胸闷气短、排尿增加；若湿度过低，则会空气干燥，容易使来访者出现烦躁情绪。因此，在情志疗法开始前应先检查室内湿度计，当室内湿度过高时，可打开门窗使空气流通，或使用空气调节器来减低湿度；当湿度过低时，可用加湿器调节到理想湿度。

二、工作准备

常用的准备用品有纸巾、纸篓、一次性柔软拖鞋、捆扎长发用的头绳、温水、巧克力、小点心、吸入气雾剂等。

（1）纸巾：在情绪释放过程中，来访者会因情绪涌现而落泪，甚至痛哭，可准备纸巾予以擦拭。

（2）纸篓：在情绪释放过程中，有的人会因情绪而产生咳嗽、吐痰等表现，可以让其吐在纸巾上，扔到纸篓里面。

（3）一次性柔软拖鞋：在情志疗法调理过程中，让来访者更换一次性柔软拖鞋，可以使其放松身体，以便达到更好的效果。

（4）捆扎长发用的头绳：如果来访者是长发，用头绳捆扎起来，就不会在情志疗法调理过程中，因头发遮住脸颊而不停用手摆弄整理，避免分散心神。

（5）温水：情志疗法调理结束后喝杯温水，一方面补充情绪释放时流失的水分，另一方面缓解释放情绪带来的内心激动。

（6）巧克力：来访者如在情绪释放中出现低血糖状况，应立即补充巧克力以补充精力。

（7）小点心：情志疗法调理结束后，有的来访者会有饥饿感，可让其适当进食小点心。

（8）吸入气雾剂：用于哮喘来访者在调理过程中出现急速气喘症状时。

第三节　情志疗法的操作流程

一、告知与承诺

（1）再次确认对方有无在 24 小时内服用过药物、咖啡、酒精、毒品等影响大脑正常反应和睡眠的情况，若未达到身体最佳状况，应立即结束。

（2）告知来访者在接下来的情志疗法调理过程中，都是处于清醒状态，不是催眠或某种功法，如果对方有任何不舒服都可以提出说明或立即结束。

（3）向对方承诺，无论何时何地，对于对方所说的任何事件都不会讲出其名字与事件内容，并且不会对本事件内容进行任何评估或建议。

二、前期准备

（1）请对方闭上眼睛，并做 3 次以上深呼吸，帮助全身放松。

（2）认真对来访者说："我 ×× （姓名）在此保证尊重 ×× （姓名）的感受和体验，并给予最大的支持和帮助，绝对不会将所看到、听到的一切传给第三方。"

三、操作过程

（1）依据来访者的身心状况，找到所对应的情绪关系。如对方是颈椎病患者，可询问对方："您在与父母或领导较劲吗？"如果对方回答和某人较劲，则接着问对方："在什么时候发生了什么？听到他（她）说了什么？当时您的情绪是什么？"当对方说到一个情绪的词汇时，则可以再找找还有什么其他情绪，也就是说，在这个事件中可找到两个情绪。

说到每个情绪时让其重复30遍，然后深呼吸5次，而后再继续重复30遍，然后问对方想对他（她）说什么。如果想说的话带有情绪，就依照前面让其重复想说的话30遍，然后深呼吸，直到来访者再想到这件事时没有任何情绪为止。

依据前面发生事件中的两个情绪为线索往前回忆，来访者有可能想到的某事、某物、某人等任何讯息，都请他（她）直接说出来。如"最近有什么让您烦恼的事情""告诉我发生了什么事""是在什么地点发生的""什么时候发生的""当时有什么人，说了什么话，有什么样的情景"等。

（2）通常带有这些情绪的内容都会伴随一个事件，如人、事、物、时间、地点、影像、颜色（眼）、声音（耳）、气味（鼻）、味觉（舌）、体觉（身）等，引导对方更详细、精确地描述出来，如同事情现在正在发生一样。

（3）耐心并不断地重复引导来访者，以协助对方找出更多的信息，此时可运用以下话语协助对方，如"请告诉我当时怎么了""当时发生了什么事""您看到了什么，仔细看""您听到了什么""是白天还是晚上""旁边有谁""当时您几岁""在什么时间发生的""有闻到什么味道吗""感觉如何""还有其他的吗""这话是谁说的"等，其目的就是协助对方看清楚情绪事件的事实原貌。

（4）在这个过程中，必须专注、仔细地观察对方所讲的每句话或事件内容，如发现当时对方听到某句话或说出某句话时伴随着情绪或体觉反应，或调理师认为某句话触动了对方，可要求对方不断重复那句话，直到对方情绪或体觉平静为止。

（5）有时对方在叙述事件过程中会停滞不前，这时可以运用某些语句来协助对方继续面对，如"后来呢""请继续""然后呢""还有呢""结果如何""怎么了"等问句。

（6）无论对方说出任何话或事件内容，调理师只能给予回应，不得做出任何肢体上的接触（如拥抱、握手等）及建议、评估，只能以同理心做出回应，如"我了解""我知道了""谢谢您说出来""我听到了""我明白了""我可以理解""很好""谢谢"等相关用语示意。

（7）只有让对方不断重复经历当时的感受，才能看清情绪的原貌，因此要让对方从头到尾地重复经历那些引发情绪的事件。这时候调理师可以说："让我们再次经历这个事件，再回到这个事件的起点，当时发生了什么事？"然后，再从原事件里找出是否有新的情绪内容，如果有，则不断地重复，直到释放完情绪为止。

（8）清除完一个情绪的事件内容（重复 5 次以上），可以再用相同的方式找出有无其他类似或相关的情绪事件内容，然后继续清除。此时，调理师可以说："请您回到更早之前，找出还有没有其他类似的情绪的事情？"可以视情况和时间等因素，一直重复以上步骤，以清除更多的情绪记忆。

四、注意事项

（1）情志疗法的调理过程以 2 小时左右为宜，尽量掌握在适当的时间内结束。结束前，必须确认本次过程已进行了一个完整的段落。

（2）请对方离开所有的时间点，完全回到现在。先问对方："您完全地回到现在了吗？"然后问对方："今天是哪一年几月几日？"，或问："您今年几岁？回到现在了吗？"确认对方处在当下后，再请对方深呼吸 3 次，然后告诉对方："您现在可以慢慢睁开眼睛了。"

（3）如对方无法处在当下，则代表仍陷在刚才的事件里。引导对方再次回到当时的时间点及事件中，再次重复数次，找出其他相关的信息，若有其他的情绪障碍，则清除后再结束。

（4）在情志疗法调理过程中，如同在倾听一个人所遭遇的心声，因此要耐心引导对方，如临事件现场一样，再次让对方经历整个事件发生的过程。

（5）在情志疗法过程中，对方有时会发表自己的高论或见解，这些都是不必要的，必须引导其再回到原事件中的发生时间，并面对这个事件的过程。

（6）如果对方遇到无法面对的事件内容而避开不谈或答非所问时，则必须耐心引导对方再回到事件的发生时间，不断重复经历事件的内容以协助对方面对。

（7）不能做主观式的引导，否则会影响对方，造成其困惑，因此所有的指令、用词都必须是处于客观的立场去引导对方。

（8）如果对方曾经历过很可怕、骇人的事件内容，表现出的情绪或体觉的反应很大，这时可以说"您现在很安全，我们去面对完就好了""勇敢地面对，您现在是很安全的"。

（9）有时对方会执着于一定要肉眼"看到"影像，其实并非真的有影像在眼睛面前，而是在记忆中呈现于头脑内的心像，如同回想昨天发生的事件一样，并无差别。

第四节　情志疗法的注意事项

（1）情志疗法调理师均为持证上岗，应将所获相应证书放置在来访者明显可以看到的位置。

（2）与来访者约定服务时，务必守时，准时到达或守候。

（3）情志疗法调理师在服务中不可使用其他不相关的技术，如催眠、咒语、心理暗示、气功等。

（4）在运用情志疗法的过程中，不可以安慰、同情、评估或建议来访者任何事件内容，或干涉个人事情。

（5）来访者口中所说出的任何内容，均依照承诺绝对保密，不得宣扬或告知任何第三者。

（6）服务时所做之各项记录须告知来访者并保证只用于资料留存，如需要录音，须经过来访者同意。所有内容均不得交予第三者或复制流传给任何人。

（7）不在非相关人员面前讨论个案内容或过程。

（8）不在来访者面前评估服务内容或情志疗法过程中所涉及的内容，结束后应避免与来访者讨论其经历中的内容。

（9）服务期间不进行任何形式的医疗行为，如使用药物、针灸等。

（10）在服务过程中，未经同意不可接触对方身体的任何部位。

（11）服务期间，不得推荐来访者加入任何宗教组织、商业组织、社团等，不得强行、暗示、诱导推销其他产品。

（12）依照统一收费标准收费，不得多收费用或不按实际时数收费。

（13）在调理每位来访者时，都应该随时保持礼貌，保持良好的亲和力，态度要诚恳。

（14）服务期间应保持房间内的安静与整洁，禁止加入任何宗教仪式或音乐、器皿、香精油、熏香等。

（15）应具备相当之耐心、恒心与慈悲心，并贯彻服务全过程，绝不动摇或逃避、放弃其责任，尤其不能被来访者主导或做任何形式的妥协。

（16）应保有淡定的平常心，不做是非、道德判断，慈悲地聆听来访者的心声，保持自己的慈悲观不落入"善""恶"两边的观念，忠于来访者的内容，如实引导来访者面对即可。

（17）应做到"无我"的状态，使自己成为来访者的"守护者"，引导来访者面对就是最佳的状态。

（18）应保持良好品格，绝不能借服务之名骗财骗色，或做出任何违反品德和损害整体行业声誉的行为。

（19）在为来访者服务之前24小时内不得饮用酒精、咖啡、药物和毒品，要保持充足的睡眠。

第七章　情志疗法的操作解读

第一节　确定身心健康症状的对应情绪

情志疗法的特点是从当下的身心健康状况出发，找到对应的情绪问题，进而有效帮助对方释放压抑的情绪。下面以乳腺增生为例，其对应的情绪包括3个方面。

（1）两性关系中，因情感而产生的委屈、自责、焦虑、失落、怨恨等情绪。

（2）对哺育关系的不满，如对父母、兄弟、姐妹等产生的不理解、怨恨、生气等情绪。

（3）在教育孩子过程中产生的，有对孩子总是期望过高、过于苛责、失望不满等情绪。

案例：乳腺增生

来访者，女，46岁。在当地医院检查提示治疗前，其左侧乳腺 BI-RADS 分级为 3 级，右侧乳腺 BI-RADS 分级为 4a 级，属于较严重的情况。进行了两次情志疗法调理，每次 60 分钟。情志疗法调理师从当下患者的乳腺增生状况找到对应的情绪，引导患者表达了自己在家庭中多年压抑、委屈的情绪。此后，患者再次到同一家医院做同样的检查，提示其双侧乳腺 BI-RADS 分级已降为 2 级，增生状况明显改善。具体调理操作过程如下。

情志疗法调理师：您最近在生活中遇到过什么情感问题吗？

来访者：我老公有外遇。

情志疗法调理师：您是怎么知道的？

来访者：我发现在车里有长头发，问他是怎么回事，他说不知道。

情志疗法调理师：您当时是什么感受？

来访者：心里很难过、很生气。

情志疗法调理师：您当时想对他说什么？

来访者：你不要这样对我好不好？

情志疗法调理师：请您重复。

来访者：你不要这样对我好不好……

来访者在接下来的重复中失声痛哭，非常伤心，进一步表达了自己多年以来在这件事情上对老公的怨恨。随着情绪的释放，来访者慢慢地不再哭泣，重新平静下来，这时对其进一步提问。

情志疗法调理师：这次想到了什么事情？

来访者：想到老公总是出去很晚才回来。

情志疗法调理师：您看到他很晚回家是什么感受？

来访者：很生气。

情志疗法调理师：您想对他说什么？

来访者：你不想回来就不要回来，"死"在外面吧！

情志疗法调理师重复了第一次的治疗过程，来访者继续哭诉自己一边工作一边顾家、带孩子的辛苦，得不到老公的关心和帮助感觉很受伤。

情志疗法调理师引导来访者将自己多年来对老公的怨怒、委屈、悔恨情绪有效释放出来后，再次询问现在想到老公有什么情绪。来访者表示："没有什么情绪，这些年的婚姻生活中，我对他过于强势，很少听他表达，他的工作也很忙，以后我要多关心他。"

经过调理后，来访者的脸看上去更有光泽了，人也由落寞变得开朗。经过几次找到乳腺增生的对应情绪，并一一化解、释放后，再去医院，从检查结果可以明显看出，其乳腺增生症状减轻。

第二节　追溯更早以前的相同情绪

从当下的身心健康状况找到对应的情绪，进行释放与化解后，需要根据这一情绪问题，继续向前追溯，寻找更早以前生活经历中的相同情绪点，进行更加深入地调理。早年经历会形成细胞记忆，当生活中出现类似事件时，就会

"触景生情"，产生的情绪犹如树上的苹果，从苹果可以找到树干，从树干可以再挖到树根。通过系统的情绪处理，才能科学有效地调理好来访者的身心健康状况。

案例一：期前收缩（早搏）

西医学的心律不齐，多见于早搏、心房颤动等病，属于中医学"心悸""怔忡"范畴。心悸发病，多与情绪因素有关，可因骤遇惊恐而紧张、害怕，或过度忧思、担心，或恼怒、悲哀过极而诱发。怔忡多由久病体虚、心脏受损所致，无精神等因素亦可发生。

来访者廖某，女，40岁。在当地医院检查诊断为偶发室性早搏。进行了两次情志疗法调理，每次60分钟。调理过程中，第一次引导其释放了因女儿产生的担心和害怕情绪，第二次引导其释放了对丈夫身体情况的担忧情绪。经过上述释放过程后，使引起患者心脏早搏的紧张、害怕情绪得以清除。两次调理后再到同一家医院进行同样的检查时，结果提示未见明显异常。具体调理操作过程如下。

情志疗法调理师：当时听到医生告诉您，检查报告提示有心脏早搏时，您有什么情绪？

来访者：很担心、很害怕，因为自己的孩子还小，先生也需要自己照顾。

情志疗法调理师以来访者的担心和害怕为线索，开始询问在更早之前还有什么事情让她有同样的情绪。来访者马上想起了二女儿因为在学校没有获得自己想要的成绩，觉得活着没有意思了，甚至还想尝试割腕自杀。

情志疗法调理师：知道这件事情的时候，您有什么情绪？

来访者：我很担心、很害怕……

情志疗法调理师让来访者重复这两句话。在第二次重复的时候，来访者已经泪流满面。情志疗法调理师继续引导来访者重复了30遍，来访者的情绪由很激动到慢慢平复。

情志疗法调理师继续让来访者向二女儿说出心里的话之后，其情绪逐渐缓和下来。这时候，情志疗法调理师询问来访者身体有什么感受。来访者说感到心脏位置没有之前那样紧绷了，舒展了一些。

情志疗法调理师让来访者平静下来后，继续引导她回忆更早以前还有什么让她担心、害怕的事情。

来访者：我担心先生的身体，因为他有时候身体不好。

情志疗法调理师：当看到先生身体不好的时候，您有什么感受？

来访者：很担心、很害怕！

情志疗法调理师：请重复。

来访者重复的声音从开始的压抑变得越来越激动，直到重复近30次后，情绪才开始缓和下来。

情志疗法调理师：您想对你先生说什么？

来访者说出了对先生多年来担心的话，并长长地舒了口气，背上开始有点暖了。

情志疗法调理师：在更早以前，您遇到过哪些让您担心和害怕的事情吗？

来访者：在我上小学的时候，有一次和哥哥、姐姐在一个漆黑的夜晚骑车回家，在田埂上感觉到车子压到了一个什么东西，然后就听到身边响起非常可怕的狗叫声，当时把我吓坏了。

情志疗法调理师：然后怎么样？

来访者：我和哥哥、姐姐一起飞快地骑着自行车冲向自己的家。一进家门，直接把车子一扔，就冲进房间，反锁了房门。

情志疗法调理师：您当时什么感受？

来访者：我很担心、很害怕！

情志疗法调理师：请你重复！

来访者：我很担心、很害怕……

情志疗法调理师：现在回忆早年的那个经历有什么感受？

来访者：没有任何担心和害怕了。

情志疗法调理师再次询问来访者身体的感觉，来访者深呼吸后说："背上热热的，心口的位置放松了，很轻松，暖暖的。"说明这次的情绪释放已经达到了效果。

案例二：失眠

来访者，男，54岁。常年失眠，服用安眠药剂量不断增加。经过询问得知，他的孩子6年前因为疲劳驾驶出了车祸，他的内心感觉非常后悔。当时，他的儿子白天工作很忙、很累，但是他没有注意到，还催着儿子马上开车去为他办事情。儿子在路上因为太累打了个盹，与另一辆车相撞了。当说出了对儿子的愧疚、悔恨、思念和爱后，他的内心平静了很多，感到头部很久没有过这样轻松的感觉了。当天晚上，他睡得很好，后来也几乎没再出现失眠的情况。

情志疗法调理师：您当时是在什么时间和地点，是谁告诉您孩子出车祸的？

来访者：记得是那天晚上 8 点左右，我躺在家里沙发上看电视，接到的电话是急救中心的医生打来的，问我是不是孩子的父亲，我说"是的"。当时我就有种不好的预感，对方让我冷静一下，告诉我孩子出了车祸，让我尽快到医院去。

情志疗法调理师：您当时是什么情绪？

来访者：很难过。

情志疗法调理师：请重复！

来访者：我很难过……

情志疗法调理师：还有什么情绪？

来访者：后悔。

情志疗法调理师：请重复！

来访者：我很后悔……

情志疗法调理师：您想对孩子说什么？

来访者：孩子，爸爸很对不起你，我非常非常后悔，是我不好，明知道你工作很累、很困，还要让你帮我送东西……

情志疗法调理师：在更早以前，还发生过什么让您感到难过和后悔的事情吗？

来访者：我 42 岁的时候，事业很好，负责公司研发的一个新项目。那天接到父亲打来的电话，告诉我母亲由于病重送到医院抢救，父亲希望我回去看看母亲。我当时正准备开会，所以有些不耐烦地告诉父亲"知道了"，就挂了电话。我想忙完了再回家看望母亲，但是第 3 天下午，我在办公室接到了姐姐的电话，她带着难过的哭泣声告诉我，母亲 1 个小时前走了。

情志疗法调理师：您当时什么感受？

来访者：很难受、很后悔。

情志疗法调理师：重复！

来访者：我很难受、很后悔……

情志疗法调理师：您想对母亲说什么？

来访者：妈妈，对不起……

情志疗法调理师：在更早以前，还有什么令您难受与后悔的事情吗？

来访者：记得在我22岁的时候，新到一个城市，非常需要找到一份收入不错的工作，有人推荐我应聘了一份收入不错且符合我人生梦想的工作。我那天按照平时计算的时间去面试，但是没想到路上发生了交通事故，等我到了面试的公司时已经晚了1个多小时。对方告诉我，因为过了约定的时间，面试结束了，这个岗位给了比我能够按时到的人。

情志疗法调理师：您当时什么感受？

来访者：我很难过、很后悔！我应该早点出发，就不至于因晚到而失去这份工作。

情志疗法调理师：请重复！

来访者：我很难过、很后悔……

情志疗法调理师：现在，您想到孩子出车祸有什么感受？

来访者：都过去了。

情志疗法调理师：现在想到母亲去世，是什么感受？

来访者：不再有难过与后悔感了。

情志疗法调理师：现在想到22岁找工作的事情，心里还有难过与后悔感吗？

来访者：没有了，过去了。

来访者说出了内心想对孩子母亲表达的话，释放了压抑的情绪，而后失眠症状得到了有效缓解。

第三节　转变心念　心转病移

情志疗法对于疾病的认知和解读，不仅停留在症状本身，更是深入到人的生活、工作、家庭、社会关系等方方面面，帮助来访者找出心智障碍，清除阻碍能量流动的情绪记忆。同时，更进一步帮助来访者在回顾生命历程的过程中转变心智，重新审视疾病与生命的关系、人与自然和谐的关系、疾病与命运的关系，通过提升内在能量和思想境界，使生命得以重建，能够真正享受健康、幸福、美好的生活。

案例：关节疼痛

来访者：我的右臂关节处疼痛 10 多年了，只要一遇到冷风就会感到酸痛难忍，即使在 30℃ 的气温下，我也要穿长袖外套。

情志疗法调理师：人的身体是全息的，有疼痛的地方就会有对应的情绪。手臂天井与肘髎附近的位置在身体上起到"轴"的作用。因此，您的右臂关节疼痛对应的情绪可能与有轴转动的工作或者物品有关系。您从事什么工作？

来访者：我出生在维修钟表世家，从小就喜欢摆弄钟表。18 岁就开始修表，现在在当地小有名气。无论是普通电子表，还是各式高档手表，即使是目前非常有难度的陀飞轮技术，我也能够十分娴熟地应对。

情志疗法调理师：您从事的是钟表行业，而钟表与轴有关。在工作中，有什么事情让您一想到就有酸痛感吗？

来访者：1999 年左右，有个同行看我生意比他好，就故意想办法扰乱我的生意。

情志疗法调理师：您当时有什么感受？

来访者：我当时想把他打个"半死"。

情志疗法调理师：后来怎么样？

来访者：不久后，我的手臂就出现状况了。

情志疗法调理师：后来那个人怎么样了？

来访者：他后来因为一些事情涉嫌犯罪，被判了刑。

情志疗法调理师：如果当时他没有扰乱您的生意，您会怎么样？

来访者：我可能也会做出犯法的事。

情志疗法调理师：那会怎么样？

来访者：我也会被抓判刑。

情志调理调理师：那您觉得，他对您所做的事是帮助您还是害您？

来访者：他帮助我没有犯更大的错误。

情志疗法调理师：您恨了他很多年，现在想到他是什么感受？

来访者：没有恨了，反而庆幸与感谢。

情志疗法调理师：您从中学到什么？

来访者：看事情要全面，多一些包容，少一点怨恨。

当他说完后，长长地吐了口气，走到空调旁，抬起手臂将原来酸痛的位置对着空调出风口吹了很久的冷风。他惊奇地发现，原来的疼痛酸麻感没有了。

情志疗法调理师：恨别人也会让自己痛，原谅别人就是给自己机会，一切都是平衡的。病也，命也！世界是全息的，而我们却往往把自己看成是独立的个体，所以经常犹如盲人摸象一般，只看到世界的一点，却看不到整体。只有透过事物的表象看到其内在的本质，才能获得人生的觉悟和大智慧。

来访者：是是是！

他频频点头，终于脱下了多年来一直不离身的厚外衣，笑得很开心。他说很感恩这次病痛的经历，让他懂得了恨别人会让自己痛。

有的人通过情志疗法懂得了敬天爱人、尊重生命，不能残害动物；有的人从颈椎症状认识到要孝敬父母，明白了与父母较劲对抗是对自己生命能量最大的消耗；有的人从糖尿病认识到要对人宽容，不要总是要求别人按照自己的意愿做事；有的人从脑血栓认识到不能总是认为自己是对的，不能看不起别人，要学会尊重每一个人，懂得存在就是合理，不能总是较劲或总是觉得这个不合理、那个不合理；有的人从乳腺增生认识到夫妻要相互尊重、彼此包容，有话要说出来，不要在隐忍中委屈自己；有的人从膝关节不适学会了不再对前途、未来总是担忧，而应活在当下，做好当下该做的事情；有的人从腰椎间盘突出症学会了承担责任，不再逃避；有的人从孩子患哮喘中看到了自己对孩子要求过于严厉与苛责，学会了如何爱孩子，等等。

人是一个有机的整体。在这个整体中，身体是心灵最真实的呈现。通则不痛，不通则痛。不通的是思想，思想导引情绪，情绪形成能量定向流动。思想的执着就会造成能量的淤堵，进而引起身体的疼痛；当思想改变，能量流动，就会通则不痛。因此，改变思想，放下怨恨，多一点包容，多一点理解，心转则病移。

实践篇

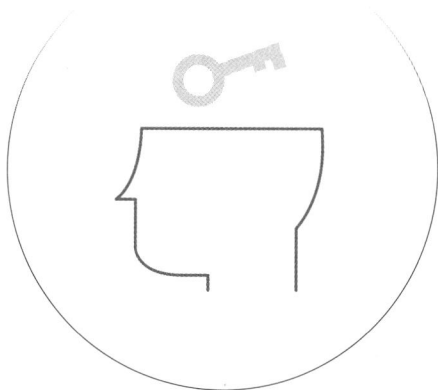

第八章　内科病症

第一节　呼吸系统病症

一、概述

呼吸系统包括鼻、咽、喉、气管、支气管和肺。肺部疾病指肺脏本身的疾病或全身性疾病的肺部表现。肺脏是呼吸系统的主要器官，肺部疾病属于呼吸系统疾病。临床常见病毒、细菌引起的肺炎、慢性阻塞性肺疾病（COPD）、支气管哮喘和肺癌等肺部疾病。

（一）呼吸功能

机体与外界环境之间通过呼吸系统进行气体交换，称为呼吸。通过呼吸，机体从大气中摄取氧气（O_2），排出体内产生的二氧化碳（CO_2），维持机体新陈代谢和生命活动基本的需要。

呼吸过程由外呼吸、气体在血液中的运输和内呼吸三个环节来完成的。

1. 外呼吸（肺呼吸）

（1）肺通气：肺与外界空气之间的气体交换过程。

（2）肺换气：肺泡与肺毛细血管血液之间的气体交换过程。

2. 气体在血液中的运输过程

肺泡扩散入血液的 O_2 必须通过血液循环运送到各个组织，从组织扩散入血液的 CO_2 也必须经血液循环送到肺泡。

3. 内呼吸（组织呼吸、组织换气）

（1）血液与组织中的气体交换过程。

（2）组织细胞之间的气体交换过程。

呼吸过程不仅要靠呼吸系统完成，还需要血液循环系统的配合，这种协调配合，以及它们与机体代谢水平的互相适应，都受神经和体液因素的调节影响。因此，肺脏与心血管系统有着密切的联系。肺脏除了主管呼吸功能外，还具备非呼吸性的防御、免疫及内分泌代谢功能。

（二）常见肺部疾病的流行病学特点

近年来，由于烟草持续流行、环境污染加重、人口老龄化加剧以及生活方式的改变，慢性呼吸系统疾病，如慢性阻塞性肺疾病、支气管哮喘、肺癌等的发病率呈逐年上升趋势，已成为我国重要的公共卫生问题。具有传染性的细菌性肺炎和病毒性肺炎对人们身心健康产生了很大的影响。

2018年中国肺健康研究（CPH）结果显示，我国20岁以上人群COPD总体发病率为8.6%，全国患者人数已接近1亿，其中男性发病率为11.9%，显著高于女性，并随年龄增长而上升。2019年《慢性阻塞性肺疾病急性加重抗感染治疗中国专家共识》指出，我国40岁以上居民COPD的患病率为13.7%，60岁以上老年人群已超过27.0%，COPD已经成为与高血压、糖尿病一样的常见慢性病。

2019年中国肺健康研究（CPH）结果显示，我国居民哮喘总体发病率4.2%，患者人数达4570万。近年来，中国哮喘发病率呈现上升的趋势。

肺癌是我国总体发病率及死亡率最高的恶性肿瘤。《2015年中国恶性肿瘤流行情况分析》显示，我国男性肺癌发病率和死亡率分别为73.90/10万、61.52/10万，均位居所有恶性肿瘤发病率和死亡率的首位；我国女性肺癌发病率为39.78/10万、死亡率为29.43/10万，同样位居首位。2017年中国疾病负担报告显示，肺癌位居我国居民死亡原因的第4位。虽然近年来肺癌的诊断治疗水平取得了很大进步，但预后无明显改善。其根本原因在于，肺癌的早期诊断较难，大多数患者确诊时已处于晚期阶段。

（三）肺部疾病的病因分类

（1）感染性肺部疾病：呼吸道与外界相通，全身血液均流经肺脏，故肺脏易遭受身体内外微生物的侵袭。由病毒和细菌引起的呼吸道感染最为常见。

（2）与大气污染和吸烟有关的肺部疾病：慢性阻塞性肺疾病（包括慢性支气管炎、阻塞性肺气肿）的发病与大气污染有关。肺气肿是呼吸系统的常见病，其病理改变为末梢细支气管远端气腔的扩张和破坏。长期吸烟也可引起肺气肿。

（3）与职业有关的肺部疾病：从事某些职业时，吸入有害的粉尘、烟雾或毒物等引起肺部损害。

（4）与免疫有关的肺部疾病：呼吸系统有一整套完善的防御系统，当受到外界致敏原侵袭时，肺内可产生保护性的免疫和过敏反应。支气管哮喘是最常见的过敏性肺部疾病，尤其在工业发达的国家，支气管哮喘的患病率普遍较高。

（5）与遗传有关的肺部疾病：如遗传性 α-1 抗胰蛋白酶缺乏引起的肺气肿等。隐性基因遗传疾病如胰腺囊性纤维性变，具有明显的种族性和地区性。又如卡塔格纳氏综合征，因其呼吸道上皮纤毛不能活动，所以容易发生呼吸道感染。

（6）肺部肿瘤：分为良性、恶性两大类。常见的恶性肿瘤为原发性支气管肺癌（简称"肺癌"），约占肺部肿瘤的 90%。其次为肺转移性癌，多来源于泌尿生殖器官、胃肠、甲状腺、乳腺等。肺部良性肿瘤如错构瘤、脂肪瘤、乳头状瘤等较为少见。

（7）原因不明的肺部疾病：如结节病、肺泡蛋白沉积症、肺泡微结石症等。

（8）全身性疾病的肺部表现：心源性肺水肿可发生于各种原因引起的左心衰竭；创伤休克、严重感染可引起弥漫性肺毛细血管损伤而致肺间质、肺泡水肿，表现为成人呼吸窘迫综合征；低蛋白血症、肝硬化、肾病综合征等可致胸腔积液，急性胰腺炎患者也可发生胸腔积液和肺部弥散性病变；结缔组织病、淋巴瘤、恶性组织细胞病、白血病、风湿病等均可有肺部或胸腔积液的表现。

（四）情志疗法调理肺部病症

1. 中医对肺部病症的认识

（1）肺部病症的病因病机：肺位于上焦，胸腔之内，左右各一。肺位最高，为五脏六腑之"华盖"。肺开窍于鼻，上通咽喉，在体合皮毛，在液为涕。肺为娇脏，不耐寒热，风、寒、暑、湿、燥、火等外邪以及瘵虫侵袭人体，通过口鼻、皮肤而入，常首先犯肺卫，表现为感冒、咳嗽、肺痨。

肺主气，司呼吸，主宣降，通过呼吸运动，吸清降浊，调节人体气机出入升降。若肺气为邪壅闭，宣降不利，则常表现为咳嗽、喘证。若外邪引动伏痰，痰壅气道，喉间哮鸣，则发为哮证。邪热郁肺，肺叶生疮则成肺痈；肺虚久病，肺气胀满，不能敛降则为肺胀；肺叶痿弱不用则成肺痿。

肺朝百脉，主治节，助心调节气血的运行。若肺气失调，可引起心血运行不利，而发为胸闷、胸痛、咳血、衄血。

肺与大肠相表里。肺有通调水道、下输膀胱的功能。若肺气不降，通调失利，可导致水液潴留，而发为水肿和小便不利。肺与大肠互为表里，大肠职司传导，赖肺气之下降而排泄通达；反之，大肠积滞不通，亦能影响肺之肃降。

肺主魄，在志为忧。忧悲伤肺，悲则气消，气消则魄伤，精神涣散不收。

临床上常见的感冒、咳嗽、哮证、喘证、肺痈、肺痨、肺胀、肺痿等，均属于肺病的范畴。肺部疾病最常见的症状是咳嗽和咳痰。中医学认为，咳嗽是因外感六淫，脏腑内伤，影响于肺所致有声有痰之证。

《素问·病机气宜保命集》中有言："咳谓无痰而有声，肺气伤而不清也；嗽谓无声而有痰，脾湿动而生痰也。咳嗽谓有痰而有声，盖因伤于肺气动于脾湿，咳而为嗽也。"肺病的病因病机为外感六淫之邪、情志内伤或者其他脏腑病变引起肺部气机失调，宣降失司。其病位在肺，又涉及心、脾、肝、肾、膀胱、大肠等多个脏腑。其病性有实证、虚证、虚实夹杂之证，临床须辨证施治。

（2）中医情志与肺病：①肺主气，司呼吸，主皮毛。②肺者，相傅之官，治节出焉。③肺在志为忧，忧悲伤肺，悲则气消。

主气，即吐故纳新，表示对于名誉、关心、理想、信仰等无形的需求；主皮毛，即主保护，包括外部保护、内部保护，表示认为什么人表现不正常或不敢表现。

主相傅，"相傅之官"是一个官称。《素问·灵兰秘典论》中把五脏比喻为中央官员，把六腑比喻为地方官员。六腑就好比是基层的干部，主要做细致的工作；而中央官员则起权衡治理、统摄大局的作用。如果人的身体没有这种统摄作用，就会引发疾病。五脏中，地位最高的是心，为"君主之官"。心的下一级就是肺，肺是"相傅之官"，"相"即宰相，"傅"即辅佐。

在现实生活中产生的与保护、辅佐、扶持、支持、关心、帮助、管理等有关的正反两方面的过度心情，如忧虑、悲伤、好坏难分辨的心理等，都容易对肺产生影响。如表现在辅佐方面，可以是对辅佐领导的人出现的情绪，自己辅佐领导时的情绪，或辅导孩子学习时因孩子不听教导而产生的情绪。

肺主治节，对应着治理国家、单位、家庭、个人、坏人、坏事、坏环境；与政策、法规、制度等相关的，如曾经被某人、某事（病）整治了或自己怎样整治过别人而产生的生气、无奈的情绪等。

通常，人在悲哀强烈时，会出现呼吸频率变快、干咳、气短、喑哑等症状。当人因对前途、命运不能把握而产生担忧、伤感、无可奈何的情绪时，就会影响肺部的健康。如曾经对家庭、单位、国家、动物、孩子、工作、学习、生活、疾病等发过大的心愿、有过忧虑的情绪等。

3. 肺部病症与情绪

（1）西医学对咳嗽的认识：咳嗽时，呼吸肌挤压肺和气管中的气体形成一股气流，导致关闭的声门骤然打开，同时气流喷射而出，有时夹带着一些唾液或黏液。如果咳嗽剧烈，还会引起呼吸道出血。长期、频繁且剧烈的咳嗽会严重影响工作与生活，甚至引起其他疾病或身体疼痛。而从病理学角度来看，咳嗽却是人体的一种自我保护机制。通过咳嗽，人体的气道及其上的纤维细胞可以将一些有害物质排出去，进而加速身体复原。

（2）情绪与肺部病症的对应关系：①对未来事情的担忧、忧伤、紧张、悲伤、保护、害怕、想不开、感到没价值、被限制等情绪；对起辅佐、帮助作用的人、事产生的不平静情绪状态。②对未来的前途、命运、事业、财富、家庭等不能掌控或把握而产生的担忧、恐惧、无可奈何等情绪；被压抑、有话说不出来、无法表达或不能表达、没有机会表达自己的想法、无法与当事人有效沟通，而形成的焦虑、悔恨、怨恨、伤感、无奈等情绪。③对管理者、辅佐者、帮助者阻碍自己、不听自己、不理解自己的想法、做法，不能完成被给予的目标而产生的郁闷、担忧、愤怒、失落等情绪。

4. 案例举例

来访者，男，39岁。2020年10月27日在当地医院查胸部CT，结果提示：两肺纹理增多，右肺中叶发现肺部中叶叶间裂旁小结，直径12.4mm，边缘毛糙，性质待定，MT（恶性肿瘤）不全排除。

经过情志疗法调理，让来访者释放了因家中亲人离世，自己要面对照顾孩子与几位老人而产生的对未来生活事业的担忧，以及小时候被父亲严厉管教、有话不能正常表达的压抑情绪。之后再次到同一家医院做相同的检查，CT报告提示未见肺结节。

按语： 情志疗法不仅能够从精神思想层面改善人的身心健康问题，更能让人懂得如何面对生活中的状况，从积极的方面进行思考，放下应该放下的，看开应该看开的，活在当下而不纠结，感恩生命中发生的一切。

参考文献

［1］ 姚泰．生理学［M］．北京：人民卫生出版社，2000.

［2］ Tang S, Ehiri J, Long Q. China's biggest, most neglected health challenge Non-communicable diseases［J］. Infectious Diseases of Poverty, 2013, 2（1）: 7.

［3］ Wang C, Xu J, Yang L, et al. Prevalence and risk factors of chronic obstructive pulmonary disease in China（the China Pulmonary Health［CPH］study）: a national cross-sectional study［J］. The Lancet, 2018, 391（10131）: 1706-1717.

［4］ 慢性阻塞性肺疾病急性加重抗感染治疗中国专家共识编写组．慢性阻塞性肺疾病急性加重抗感染治疗中国专家共识［J］.国际呼吸杂志，2019，39（17）: 1281-1296.

［5］ Zhou M, Wang H, Zeng X, et al. Mortality, morbidity, and risk factors in China and its provinces, 1990-2017: a systematic analysis for the Global Burden Of Disease Study 2017［J］. Lancet（London, England）, 2019, 394（10204）: 1145-1158.

［6］ 李为民，罗汶鑫．我国慢性呼吸系统疾病的防治现状［J］.西部医学，2020，32（1）: 1-4.

［7］ 郑荣寿，孙可欣，张思维，等．2015年中国恶性肿瘤流行情况分析［J］.中华肿瘤杂志，2019，41（1）: 19-28.

［8］ Zeng H, Chen W, Zheng R, et al. Changing cancer survival in China during 2003-15: a pooled analysis of 17 population based cancer registries［J］. The Lancet Global Health, 2018, 6（5）: 555-567.

［9］ 李为民，赵爽，刘旭伦．肺癌早期诊断方法及临床意义［J］四川大学学

报（医学版），2017，48（3）：331-335.

[10] 张伯礼，吴勉华. 中医内科学［M］. 北京：中国中医药出版社，2017.

二、支气管哮喘

支气管哮喘（简称"哮喘"），是由嗜酸性粒细胞、肥大细胞和 T 淋巴细胞等多种炎症细胞参与的气道慢性炎症。这种炎症使易感者对各种激发因子具有气道高反应性，并引起气道缩窄。临床上表现为反复发作性的喘息、呼气性呼吸困难、胸闷或咳嗽等症状，常在夜间和（或）清晨发作、加剧，常常出现广泛多变的可逆性气流受限，多数患者可自行缓解或经治疗缓解。治疗不当，也可产生气道不可逆性缩窄。

（一）流行病学特点

2018 年，全球有 3.39 亿哮喘患者，其中 6~7 岁及 13~14 岁儿童的哮喘总患病率分别为 11.5%、14.1%。从世界各个地区来看，儿童患病率处于较高水平的是北美洲和大洋洲，约为 20%，亚太地区约为 9%，处于较低水平的是印度半岛，不到 7%。2019 年中国肺健康研究（CPH）结果显示，我国居民哮喘总体发病率为 4.2%，患者人数达 4570 万。全国儿科哮喘防治协作组进行的 3 次全国儿童哮喘患病率调查结果显示：1990 年、2000 年、2010 年，我国儿童哮喘患病率依次为 1.00%、1.97%、3.02%，处于增长趋势。哮喘治疗过程缓慢，会给家庭带来一定的经济负担，并且长期使用糖皮质激素治疗，会导致儿童生长发育滞后。

（二）病因和发病机制

1. 病因

哮喘的病因，大多认为与基因遗传和环境因素有关。

哮喘的相关基因研究发现，其存为与气道高反应性、IgE 调节和特异性反应相关的基因，这些基因在哮喘的发病发展过程中起重要作用。也有研究表明，遗传因素是儿童哮喘及喘息性疾病发病及病程进展的主要原因，并且一级亲属对儿童的影响较二级亲属更大。父母患有哮喘的儿童，哮喘发病率较父母都没有哮喘的儿童高 10 倍左右。

环境因素主要包括某些激发因素，如吸入尘螨、花粉、真菌、动物毛屑、二氧化硫、氨气等各种特异和非特异性吸入物；感染，如细菌、病毒、原虫、寄生虫等；食物，如鱼、虾蟹、蛋类、牛奶等；药物，如普萘洛尔、阿司匹林等；气候变化、运动、妊娠等。

2. 发病机制

多数人认为，哮喘的发病机制与变态反应、气道炎症、气道反应性增高及神经等因素相互作用有关。当变应原进入具有特异性体质的机体后，可刺激机体细胞合成并释放多种活性介质，导致平滑肌收缩、黏液分泌增加、血管通透性增高和炎症细胞浸润等。炎症细胞在介质的作用下又可分泌多种介质，使气道病变加重，导致哮喘症状发作。

（三）临床表现

1. 症状

哮喘主要表现为发作性伴有哮鸣音的呼气性呼吸困难或发作性胸闷和咳嗽，严重者被迫采取坐位或呈端坐呼吸，干咳或咳大量白色泡沫痰，甚至出现发绀等，有时咳嗽为唯一症状（咳嗽变异性哮喘）。哮喘症状可在数分钟内发作，经数小时至数天，用支气管舒张药或自行缓解。某些患者在缓解数小时后可再次发作或在夜间、凌晨发作。有些青少年，其哮喘症状表现为运动时出现胸闷和呼吸困难（运动性哮喘）。

2. 体征

胸部呈过度充气状态，有广泛的哮鸣音，呼气音延长。但在轻度哮喘或非常严重哮喘发作时，哮鸣音可不出现。发绀、心率增快、奇脉和胸腹反常运动等症状常见于严重哮喘患者。

3. 临床分期

《支气管哮喘防治指南（2020 年版）》根据患者的临床表现将哮喘分为急性发作期、慢性持续期和临床控制期。临床控制期指患者无喘息、气促、胸闷、咳嗽等症状达 4 周以上，1 年内无哮喘急性发作且肺功能正常。

（四）情志疗法调理支气管哮喘症状

1.中医对哮喘的认识

（1）哮病的病因病机：支气管哮喘属于中医学"哮病"范畴。哮病是以反复发作性的喉中哮鸣有声、呼吸困难，甚则喘息不能平卧为主症的慢性肺系疾病。东汉时期，张仲景称之为"上气"。《金匮要略·肺痿肺痈咳嗽上气病脉证并治》曰："咳而上气，喉中水鸡声，射干麻黄汤主之。"指出了哮病发作时的特征及治疗方法。元代朱丹溪首创哮喘病名，并阐明病理因素"专主于痰"，提出"未发以扶正气为主，既发以攻邪气为急"的治疗原则。明代虞抟的《医学正传》则进一步对哮与喘做了明确区别，指出其鉴别特点为"喘以气息言，哮以声响言"，"喘促喉间如水鸡声者谓之哮，气促而连续不能以息者谓之喘"。清代叶天士的《临证指南医案》认为，喘证之因，亦有由外邪壅遏而致者，"若夫哮证，亦由初感外邪，失于表散，邪伏于里，留于肺俞"。

哮病多因痰伏于肺，成为"夙根"，每因外感、饮食、情志、劳倦等诱因引动而触发，引起痰阻气道，肺气上逆，气道挛急所致。伏痰主要由于脏腑功能失调，肺不能布散津液，脾不能运化精微，肾不能蒸化水液，以致津液凝聚成痰，伏藏于肺。哮病病机为痰阻气道，肺失宣降。病位在肺，与脾、肾密切相关。病性为本虚标实之证，本虚为肺脾肾虚，标实为痰浊内停，本虚与标实互为因果。发作时以邪实为主，有寒哮、热哮之分，也可见寒包热、风痰、虚哮等兼证；未发时以正虚为主，表现为肺脾肾等脏气虚弱之候。若日久不愈，则虚实错杂；若大发作或发作呈持续状态时，易导致"喘脱"危候。

（2）中医情志与哮病：情志失调，忧郁恼怒、思虑过度等情志刺激使肝失疏泄，气机不畅，气郁则津液失布，凝而成痰；郁火灼津，炼液成痰；肝木克脾土，脾失健运，酿液为痰，上贮于肺。气郁化火，气火循经上逆犯肺，肺失肃降，发为哮喘。

2.支气管哮喘与情绪的关系

（1）西医学对哮喘与情绪的研究：医学研究证明，当人受到刺激时更会诱发或加重哮喘。英国医学专家曾对480名不同年龄的哮喘患者做过专项调查。经过详细的统计分析后发现，很多哮喘都是由内在的情绪因素引起的。焦虑、恐惧、困扰、抑郁、愤怒等消极情绪，会促使人体释放组胺及其他可能会引起变态反应的物质，同时还会提高迷走神经的兴奋性，降低交感神经的敏感性，从而引起或加剧支气管哮喘的发作。

从情绪与疾病对应关系的角度来看，哮喘产生的一个重要原因在于人的精神，即哮喘背后的致病机制有精神压抑的因素。若这些精神因素得不到缓解或者改变，哮喘就难以得到有效治疗。

（2）儿童哮喘的情绪原因：①父母窒息的爱。在现实生活中，儿童哮喘大多由父母引起。我们从情绪的角度研究发现，儿童哮喘有发病原因大多是来自父母对孩子过多的爱、过多的关注和过于严格的要求。孩子感觉无法回应父母给予自己有过多的"爱"，身体就会感到压抑、窒息、喘不过气、呼吸困难，甚至会觉得自己连呼吸都无法掌控，所以称为"窒息的爱"。②孩子需要表达或者得到支持、满足但被压抑、拒绝。孩子对周围人的态度和环境的变化是最敏感的。因为孩子对这个世界的认知是从感觉开始的，而不是以理论、原理、道理为起点的，所以孩子不会分析逻辑关系与因果原理，而是对父母给予的信息全部吸收。孩子在受到压抑或者想倾诉的时候没有得到回馈，就会用哭的方式来表达。其实哭是人在不同年龄阶段的语言或情感表达的一种方式。当父母对孩子的言行不能理解或者烦躁的时候，往往就会用自己带有情绪的语言来教育、呵斥、阻止孩子的表达。③被惩罚、被否定造成的自责、压抑、无价值感。患有哮喘的孩子往往缺乏对自身的认同，认识不到自身的价值，总觉得周围不好的事情都是自己造成的，并因此而自责，甚至自我惩罚，从而在无比压抑中患上哮喘。有些患有哮喘的孩子换了居住环境后，特别是当家里人不太关注他、不再围着他转时，哮喘就会得到好转。同理，当再次遭遇类似的经历时，或是当有人突然触动了他们隐藏于内心的情绪"文件包"时，哮喘又会复发。其实，他们并不是对当时的环境有了反应，而是在无意的刺激中对童年的情景产生了条件性反应。④父母有洁癖，嫌弃、排斥某些人、事、物。很多父母认为，孩子患上哮喘是因为家里不够干净或是孩子有天生的缺陷，却没有反思自己和孩子的沟通方式。很多时候，不是家里不够干净，反而是太过干净了，让孩子缺少了和细菌等微生物相处、适应的过程。正是因为家长这种从环境到孩子的成长都过度在意的态度，给了孩子很大压力，孩子又难以向父母表达清楚，所以才会引发孩子患病。

（3）支气管哮喘与情绪的对应关系：①有想表达的观点、结果、事实真相，被父母或者监护人压抑、限制、不允许表达的情绪。②遇到委屈、冤枉的事情压抑自己，不能哭泣，无法沟通，而造成的窒息的爱。③盼望好的结果但事实达不到、满足不了，被限制、压抑、无法表达的情绪。

3. 案例举例

案例一

来访者，男，12岁。患有哮喘。经过引导，他说出了一件事，在他6岁的时候，父母感情破裂，为了抚养权大吵大闹，最后达成协议，让孩子自己决定跟谁。孩子在父母的争吵中不知所措，很想大声喊叫"不要再打了"，可是在父母相互指责与对骂的环境中无法表达，也不敢表达，后来患上了哮喘。哮喘的表现为喘不过气，呼吸紧张困难。呼吸是吐故纳新的过程，必须有进有出才能完成整个过程。父母给孩子造成的情绪压抑感是导致孩子哮喘的重要原因。这个孩子通过情志疗法释放情绪后，病症缓解。

案例二

来访者，男，9岁。患有哮喘，家里开空调稍冷一点，就会出现咳喘。他的母亲是老师，一直认为只有对孩子严格要求，才是一位好母亲，才能让孩子出人头地，拥有美好的未来。因而对他从小就严格要求，他稍有做错就会被严厉批评。有一次，他拿着一个小玩具从外面回来，母亲没有了解情况，就开始指责他偷别人东西，也不许他申辩。在这样的压抑情绪下，他通过情志疗法进行了3次情绪释放，才把多年的委屈排解出来。经过情绪释放后，症状缓解。

案例三

来自广东的张先生患有多年的哮喘，严重的时候晚上不能平躺，必须双手抱着被子坐着才能勉强入睡。在运用"呼吸疗法"调理时，他每次大口呼气时都会有一种强烈的压抑感，几乎喘不过气来，不停地剧烈咳嗽并且吐出大量浓痰。在情志疗法调理过程中，他回忆起小时候有一次高热，由于父亲在外地出差，母亲工作不能请假，所以父母只好把一天要吃的药、食物和水放在他的床头，让他照顾好自己。结果，在他昏昏沉沉中看到，几只老鼠开始吃他碗里的食物。而他当时全身没有力气，躺在床上。随着天色逐渐暗沉，他内心变得非常害怕、恐惧，蒙在被子里喘不过气来，从此患上了哮喘。经过调理后，张先生多年的哮喘得到了缓解。

按语： 存储于人细胞记忆中的情绪会随着程度加剧而导致身体显现疾病，就像焦虑、愤怒和恐惧等负面情绪可以诱发哮喘一样。当人被压抑时，身体就会用喘不过气的方式来表达自己的想法或愤怒的情绪，从而容易患上呼吸系统疾病；当人的情绪得到有效释放时，疾病就会痊愈。因此，有效沟通对身体健康有着积极的作用，我们要说出心里想说、要说的话，不要压抑、委屈自己，更有利于身心健康。

参考文献

［1］ 叶任高．内科学［M］．北京：人民卫生出版社，2000．

［2］ Global Asthma Report 2018.Network Global Asthma（GAN）［EB/OL］.
［2020-04-21］．http://global-asthmanetwork.org/Global%20Asthma%20Report%202018.pdf.

［3］ 李为民，罗汶鑫．我国慢性呼吸系统疾病的防治现状［J］．西部医学，2020，32（1）：1-4．

［4］ 全国儿科哮喘防治协作组．全国90万0~14岁儿童中支气管哮喘患病情况调查［J］．中华结核和呼吸杂志，1993（16）：64-68．

［5］ 全国儿童哮喘防治协作组．中国城区儿童哮喘患病率调查［J］．中华儿科杂志，2003，41（2）：123-127．

［6］ 全国儿科哮喘协作组．中国疾病预防控制中心环境与健康相关产品安全所．第三次中国城市儿童哮喘流行病学调查［J］．中华儿科杂志，2013，10（51）：729-735．

［7］ 王次林，王梅，罗荣华，等．成都市城区儿童哮喘流行病学调查［J］．中国儿童保健杂志，2003，11（1）：32-34．

［8］ 卢成容，王华，母方，等．广元市利州区320例支气管哮喘儿童生长发育情况分析［J］．预防医学情报杂志，2020，36（2）：249-253．

［9］ 徐婕，刘长云，李俊杰，范蒙蒙，丁宝栋．婴幼儿哮喘与支气管哮喘的遗传相关性研究［J］．中国儿童保健杂志，2014，22（4）：403-405．

［10］王雪梅，王玲．2005-2014年中国儿童哮喘与过敏体质、家族史、被动吸烟病例对照研究的Meta分析［J］．中国妇幼保健，2017，32（6）：1351-1354．

[11] 周新，张旻 . 中国支气管哮喘防治指南（2020 年版）解读 [J]. 诊断学理论与实践，2021，20（2）：138-143.

[12] 中华医学会呼吸病学分会哮喘学组 . 支气管哮喘防治指南（2020 年版）[J]. 中华结核和呼吸杂志，2020，43（12）：1023-1048.

第二节　循环系统病症

一、概述

　　心脏、血管和神经体液组成了机体的血液循环系统。心脏是整个循环系统的中心，可以看作是一个动力泵，通过不停地进行节律性的收缩和舒张活动，推动血液运行至全身，向各个脏器输送氧、营养物质、激素等，并带走组织的代谢产物，维持生命活动的正常进行。心脏的功能包括泵血和内分泌两方面。有研究表明，心肌细胞、血管内皮细胞可以分泌心钠素、血管内皮素、内皮舒张因子等活性物质，具有内分泌功能。心脏的活动本身需要能量的供给，当能量的产生、储存或利用发生障碍时，其收缩和舒张功能就会受损，引发心脏疾病。心脏的工作效能可用每搏输出量、每分输出量和心脏做功量来评定。

（一）心血管病流行病学特点

　　《中国心血管病报告 2018》编写组专家通过分析研究指出，目前我国心血管病患病人数为 2.9 亿，其中脑卒中 1300 万，冠状动脉粥样硬化性心脏病（简称"冠心病"）1100 万，肺源性心脏病 500 万，心力衰竭 450 万，风湿性心脏病 250 万，先天性心脏病 200 万，高血压 2.45 亿。心血管病死亡率居首位，高于肿瘤及其他疾病，占居民疾病死亡构成的 40% 以上，特别是农村，近几年来心血管病死亡率持续高于城市。

（二）心脏的泵血功能

　　心脏由左、右两个心泵组成，右心将血液泵入肺循环，左心则将血液泵入体循环各个器官。每侧心脏均由心房和心室组成。心房收缩时，血液流入心室。心室收缩时，将血液射入肺循环和体循环。

肺循环：体循环返回心脏的静脉血液，通过上腔静脉进入右心房，流入右心室，右心室收缩时，血液从右心室进入肺动脉，到达肺毛细血管网，在此进行气体交换，含 CO_2 的静脉血变成含 O_2 的动脉血，经肺静脉流入左心房，再入左心室。

体循环：左心室收缩，泵出含有丰富的氧及营养的鲜红色血液，流入主动脉，由此流入周身中小动脉，再流入毛细血管网进行营养与物质交换，血液变成含有 CO_2 以及组织代谢产物的血，接着流入中小静脉，再进入上、下腔静脉，最后回到右心房。

心脏和血管中的瓣膜使血液在循环系统中只能以单一方向流动。心脏内特殊的传导系统，即窦房结、房室交界、房室束和浦肯野纤维网，具有产生节律性兴奋的作用，并将节律性兴奋传导到心肌，通过兴奋—收缩耦联机制，引起心房和心室有序地节律性收缩和舒张。这种结构使心房的收缩先于心室的收缩，保证了心房和心室泵血的顺序性和有效性。

正常的心脏功能是血液循环正常运行的保证，也是生命的保证。血液循环一旦停止，体内最先受到影响的是大脑皮层细胞，会让人体立刻失去意识；停止 4~6 分钟以上，大脑皮层功能就会遭受几乎不可恢复的损坏。心脏本身的血液供应停止后，很快就会停止活动，如停止太久，则其功能不可恢复。其他器官也无不如此，只不过在时间长短上有所不同。

（三）心脏疾病的常见症状

1. 心脏疼痛
心脏性疼痛主要为心肌缺血性、心包性或非典型性胸痛。

心肌缺血性疼痛常被描述为压迫、压榨或负重感。疼痛常以心前区中央最为显著，有时患者会握拳放在胸骨中央来表达不适感。疼痛常常放射至颈下神经分布区，因而可感觉为颈部、下颌、双肩或手臂疼痛（以左肩和左臂最常见）。如臂和手累及时，常为尺侧。心肌缺血性疼痛常产生一些自主反应（如恶心或呕吐、出汗），并可呈濒死感。由冠状动脉硬化引起的心肌缺血性疼痛多与劳累有关。急性心肌梗死的疼痛可在患者休息时突然发生，为动脉痉挛引起冠状动脉动力性狭窄产生的疼痛，属缺血性，多发生在夜间或休息状态。心肌缺血性疼痛通常仅持续数分钟。

心包性疼痛由炎症侵犯至心包壁层引起,其感觉像针刺样、烧灼样或刀割样。咳嗽、吞咽、深呼吸或平卧位可加重疼痛,而采取前倾位并保持静止不动可使疼痛减轻,用硝酸甘油不能缓解。询问病史应注重感染原接触史、结缔组织和免疫性疾病史及以往的肿瘤诊断。

非典型性胸痛倾向于刺痛或灼痛,每次发作之间疼痛的部位与强度通常有相当大的变异。其疼痛似乎与体力活动无关,对硝酸甘油也无反应。疼痛的时间可呈数秒,也可持续数小时或数天。一些非典型胸痛患者有二尖瓣脱垂的体征或超声心动图异常。

源于主动脉(或罕见肺动脉)剥离的疼痛通常十分严重,有撕裂或裂开的特征。肺栓塞性疼痛可因肺梗死引起胸膜炎而呈胸膜性疼痛,也可因继发于突发性肺动脉高压引起的右心室缺血而呈绞痛样,询问病史应着重于腿部的单侧性浮肿或疼痛、近期手术史或长期卧床的疾病史等。

2. 心律失常

心律失常引起的心悸,可伴有虚弱、呼吸困难或头晕。房性或室性早搏常被描述为一种蹦跳,而心房颤动则呈现不规则性。室上性或室性心动过速则多呈一种快速、规律、突然发病与终止的感觉。房性快速性心律失常患者由于心钠素产生增加发作,常需要排尿。

(四)常见的典型心脏疾病

(1)心律不齐:心脏早搏、心房颤动。

(2)心肌缺血:冠心病、心绞痛。

诊断心血管病应根据病史、临床症状、实验室检查和器械检查做出综合分析。

(五)情志疗法调理心脏疼痛症状

1. 中医对心脏疾病的认识

《灵枢·邪客》云:"心者,五脏六腑之大主也,精神之所舍也。其脏坚固,邪弗能容,容之则心伤,心伤则神去,神去则死矣。"心的阴阳气血是心进行生理活动的基础。心主血脉,心气心阳可推动血液运行;心主神志,心阴心血则可濡养心神。心的病理表现主要是血脉运行障碍和情志思维活动异常。心的病理性质主要有虚、实两个方面，虚证为气血阴阳亏损，实证为痰、饮、火、瘀等阻滞。正虚邪扰，血脉不畅，心神不宁，则为心悸；寒、痰、瘀等邪痹阻心脉，胸阳不展，则为胸痹心痛。

（1）心律不齐：西医学中各种原因引起的心律失常多见于早搏、心房颤动等病。心悸为主要表现症状，属于中医学"心悸""怔忡"范畴。心悸是指患者自觉心中悸动，惊惕不安，甚则不能自主的一种病证，临床一般多呈阵发性，每因情志波动或劳累过度而发作，且常伴胸闷、气短、失眠、健忘、眩晕、耳鸣等症。明代虞抟的《医学正传·惊悸怔忡健忘证》云："怔忡者，心中惕惕然动摇而不得安静，无时而作者是也；惊悸者，蓦然而跳跃惊动而有欲厥之状，有时而作者是也。"病情较轻者为惊悸，病情较重者为怔忡，可呈持续性。

惊悸发病，多与情绪因素有关，可由骤遇惊恐，忧思恼怒，悲哀过极或过度紧张而诱发，多为阵发性，病来虽速，但病情较轻，实证居多，可自行缓解，不发时如常人。怔忡多由久病体虚、心脏受损所致，无精神等因素亦可发生，常持续心悸，心中惕惕，不能自控，活动后加重，多属虚证，或虚实夹杂。病来虽渐，但病情较重，不发时亦可兼见脏腑虚损症状。惊悸日久不愈，亦可形成怔忡。心悸的病机为气血阴阳亏虚，心失所养，或邪扰心神，心神不宁。病位在心，与肝、脾、肾、肺等脏腑关系密切。病性分虚实，虚者为气、血、阴、阳亏损，使心失滋养，而致心悸；实者多由痰火扰心、水饮上凌或心血瘀阻、气血运行不畅所致。

（2）冠心病：冠心病引发的心肌缺血及疼痛，根据轻重缓急不同，分为心绞痛和心肌梗死。冠心病、心绞痛属于中医学"胸痹"范畴。胸痹，是以胸部闷痛，甚则胸痛彻背、喘息不得卧为主症的疾病，轻者仅感胸闷如窒，呼吸欠畅，重者则有胸痛，严重者心痛彻背、背痛彻心。真心痛，是胸痹进一步发展的严重病证，其特点为剧烈而持久的胸骨后疼痛，伴心悸、水肿、肢冷、喘促、汗出、面色苍白等症状，甚至危及生命。

《灵枢·五邪》指出："邪在心，则病心痛。"《素问·脏气法时论》曰："心病者，胸中痛，胁支满，胁下痛，膺背肩胛间痛，两臂内痛。"《素问·缪刺论》又有"卒心痛""厥心痛"之称。《灵枢·厥病》把心痛严重并迅速造成死亡者，称为"真心痛"，其曰："真心痛，手足青至节，心痛甚，旦发夕死，夕发旦死。"

本病证的病因多与寒邪内侵、饮食失调、情志失调、劳倦内伤、年迈体虚等因素有关。其病机有虚实两方面，实为寒凝、血瘀、气滞、痰浊痹阻胸阳，阻滞心脉；虚为气虚、阴伤、阳衰，病位在肺、脾、肝、肾亏虚，心脉失养。在本病证的形成和发展过程中，大多因实致虚，亦有因虚致实者。

2. 心脏疾病的中医情志因素

心位于胸中，两肺之间，膈膜之上，为"君主之官，神明出焉"。明代著名医学家张介宾在《类经》中云："心为五脏六腑之大主，而总统魂魄，兼赅意志，故忧动于心则肺应，思动于心则脾应，怒动于心则肝应，恐动于心则肾应，此所以五志唯心所使也。"《灵枢·本神》曰："喜乐者，神惮散而不藏。"心不藏神，心神散荡，喜笑不休则伤心。《素问·举痛论》云："惊则心无所倚，神无所归，虑无所定，故气乱矣。"《素问·痹论》亦有"脉痹不已，复感于邪，内舍于心""心痹者，脉不通，烦则心下鼓"之言。

心脏疾病多起于情志因素，过喜则引起心神涣散，惊吓导致心神不定，忧虑伤肺，思虑伤脾，怒气伤肝，恐惧伤肾。心为君主之官，主藏神，主血脉，是人体生命活动的主宰，在五脏六腑中居于首要地位，统摄、协调其他脏腑的生理活动。五脏受情志所伤，心可感知反映到身体上，产生心悸、胸痹等病证。

3. 心脏疾病与情绪的西医学研究

心脏处于我们感情的最深处，它记录着各种苦痛、创伤、悸动等复杂的感情。在情绪压力之下，人体会分泌出一些压力激素，使血压和心率急剧升高，导致动脉狭窄。肾上腺素正是其中一种压力激素，它可使血小板黏稠，血液胆固醇水平升高。许多证据也表明，性情暴躁易怒的人容易患心房颤动，这是一种非常危险的心律失常。从人体的角度来看，敌意与愤怒就像正在响动的警铃，警告身体做好打一场硬仗的准备。人处于高度戒备状态时，会心跳加速，肌肉紧绷，释放压力激素，视力与听觉都会变得敏锐。

在一项持续了 4 年的研究中，研究者调查了 1774 名突发性心肌梗死的患者。他们会被问及很多问题，其中之一便是："在过去几年内，你是否听到亲朋好友或者生命中非常重要的人的死讯？"在听到至爱之人死去之后的前 24

小时里，心脏病发作的概率是平时的 14 倍；在第 2 天发作的概率为 8 倍；在第三天发作的概率为 6 倍。资料显示，至爱之人的死亡与心肌梗死之间有一定联系。悲伤可严重损伤患者的神经和心脏。但是，很多患者常常把伤痕深埋在心里而不愿意暴露出来。在悲伤的情绪中，身体从交感神经系统中分泌出大量的激素，使心跳加速、动脉紧缩，因而会出现一些心脏病的症状，如心痛、气促和休克等。现在，医学研究者已明确将悲伤列为心脏病发作的诱因之一。

4. 部分情绪与心脏疼痛症状的对应关系

（1）在"盼望好"的欲望下产生的亢奋、激动、生气、着急、怨恨等情绪。

（2）爱面子、说假话、伪装自己、耍心眼、找借口、损人利己、坑蒙拐骗、心惊胆战、心生妒忌、暗中与对方较劲等情绪。

（3）因需要而没有得到满足或受到伤害造成的失落、惊恐、悲伤等情绪。

（4）早年经历中受到伤害而产生的委屈、悔恨、恐惧、害怕、愤怒、压抑、爱恨交加、伤感和激动等情绪。

5. 案例举例

40 多岁的郭女士从小到大，一到阴天下雨时就会觉得心痛、发闷，看了很多医生，也做了医学检验，都没有查出问题。通过情志疗法的引导，郭女士想到了自己 14 岁时的一个阴雨天，她与父母一起坐车回老家的事情。随着汽车来回晃动，她睡着了。昏昏沉沉中，她隐约听到了父母的聊天。妈妈说她长得不好，学习又一般，以后嫁人都很困难。父亲也附和说家里 4 个孩子就数她笨。当时郭女士感到心痛、心闷，之后就出现了一到阴雨天就发作的毛病。经过情绪释放后，郭女士下雨天感觉心痛难受的症状得到了明显缓解。

按语：看似无意的一段对话，却在郭女士的身体中留下了深刻的细胞记忆，一直伴随着她的生活并不断重复。细胞记忆中记录着当时父母的对话以及窗外的雨声和身体感受。根植的"细胞记忆"造成了她日后每到阴雨天就会胸痛、胸闷的状况。郭女士从病理医学上检查身体并没有任何问题，但细胞记忆却创造了一种心脏疼痛的状况。

参考文献

［1］殷仁富，陈金明.心脏能量学［M］.上海：第二军医大学出版社，
　　2002.

［2］ 叶任高. 内科学［M］. 北京：人民卫生出版社，2000.

［3］ 姚泰. 生理学［M］. 北京：人民卫生出版社，2000.

［4］ 胡盛寿，高润霖，刘力生，等.《中国心血管病报告2018》概要［J］. 中国循环杂志2019，34（3）：210.

［5］（美）比尔斯（Beers M H）主编. 默克诊疗手册［M］. 薛纯良主译. 北京：人民卫生出版社，2000.

［6］ 张伯礼，吴勉华. 中医内科学［M］. 北京：中国中医药出版社，2017.

二、冠状动脉粥样硬化性心脏病

冠状动脉粥样硬化性心脏病，指冠状动脉粥样硬化使血管阻塞，导致心肌缺血、缺氧而引起的心脏病，和冠状动脉功能性改变（痉挛）一起统称为冠状动脉性心脏病，亦称缺血性心脏病。

（一）流行病学特点

根据《中国卫生健康统计年鉴2019》提供的数据，2018年，中国城市居民冠心病死亡率为120.18/10万，农村居民冠心病死亡率为128.24/10万，农村地区高于城市地区。无论是城市地区，还是农村地区，男性冠心病死亡率均高于女性。2018年的冠心病死亡率继续2012年以来的上升趋势。

（二）病理机制

冠状动脉内脂肪不断沉积，逐渐形成斑块的过程称为冠状动脉硬化。一些斑块比较坚硬而稳定，就会导致冠状动脉本身缩窄和硬化；另外一些斑块比较柔软，容易碎裂形成血液凝块。冠状动脉内壁这种斑块的积累会以两种方式引起心绞痛，一是冠状动脉的固定位置管腔缩窄，进而导致经过的血流大大减少；二是形成的血液凝块部分或者全部阻塞冠状动脉。

（三）临床分型

根据冠状动脉病变的部位、范围、血管阻塞程度和心肌供血不足的发展速度、范围和程度的不同，本病可分为5种临床类型。

1. 无症状型

无症状型亦称隐匿型冠心病，患者无症状，但静息时或负荷试验后有 ST 段压低、T 波减低、变平或倒置等心肌缺血的心电图改变；病理学检查心肌无明显组织形态改变。

2. 心绞痛型

心绞痛型表现为有发作性胸骨后疼痛，为一过性心肌供血不足引起。病理学检查心肌无明显组织形态改变或有纤维化改变。

3. 心肌梗死型

心肌梗死型症状严重，由冠状动脉闭塞引起心肌急性缺血性坏死所致。

4. 缺血性心肌病型

缺血性心肌病型表现为心脏增大、心力衰竭和心律失常，为长期心肌缺血导致心肌纤维化引起。

5. 猝死型

猝死型因原发性心脏骤停而猝然死亡，多为心肌缺血局部发生电生理紊乱，引起严重的室性心律失常所致。

上述 5 种类型的冠心病可以合并出现。冠状动脉不论有无病变，都可发生严重痉挛，引起心绞痛、心肌梗死，甚至猝死，但有粥样硬化病变的冠状动脉更易发生痉挛。

（四）情志疗法调理冠心病症状

1. 冠心病与情绪因素

（1）关爱与乐观情绪可降低冠心病患病率。

一项以 149 名患有心绞痛的患者作为样本的研究表明，当他们被问及在心脏病发作前是否感觉到关爱与扶助时，那些回答"是"的人很少发展成冠心病。

在心脏病研究领域，人们已经发现，乐观心态会降低死亡概率。在实验中，那些乐观向上的患者，心血管疾病的发病率和平均死亡率均远远低于性格消极低落的患者。哈佛大学公共健康学院的研究指出，乐观积极会降低老年人的心脏病死亡率，而消极沮丧则反之。匹兹堡大学的研究者也指出，乐观开朗的妇女颈动脉血管壁不会变厚。

（2）不良情绪可增加冠心病发病率。

压力：人的思想和精神会影响体内皮质醇和肾上腺素等压力激素的分泌，而这些激素可导致胆固醇和血糖升高，从而诱发心脏病。现代科学已经证实长时间的忍耐是一种实实在在的精神重压。有研究表明，那些遭受了不公和冤屈的人往往会患上与压力有关的病症，而且他们的心血管病死亡率远高于正常人。威斯康星大学的研究人员召集了 36 名患有冠心病的男性患者，他们都具有与家庭冲突、童年遭遇、工作经历、战争等因素有关的精神压力。后来，那些接受了宽容训练的人的心肌回血状况得到了明显改善。

抑郁和焦虑：有研究指出，抑郁和焦虑会使血压升高，影响心率，改变血液凝固状况，最终导致体内胰岛素和胆固醇指标升高，因而抑郁症和心脏病总是一前一后，结伴而行。

人际交往中的不良情绪：很多人受痛苦、愤怒、仇恨、恐惧和紧张等不良情绪的长期困扰，促使激素分泌，导致血压升高，并诱发心血管疾病，降低人体免疫力。在一项研究中，研究人员要求试验者回忆生活中发生过的琐事，同时测试他们的心率与出汗频率。研究发现，一旦心率与出汗频率提高时，他们的肌肉紧张度也会随之升高。

2. 部分情绪与冠心病症状的对应关系

（1）与那些不合理、不公平的事情抗争，引起的生气、着急、怨恨的情绪。

（2）遇到好的结果容易产生激动、亢奋所引发的情绪。

（3）当自己遇到不顺时，过分地想不通、生气、怨恨、悔恨等而产生的情绪。

3. 案例举例

一位有心脏问题的女患者，在北京某医院做造影检查，结果显示左右心脏冠状动脉粥样硬化分别为 LM40%、RCA40%（即血管堵塞各 40%）。在医学上，血管堵塞 50% 就属于心脏病，堵塞 70% 以上需要做支架，更甚者则需要进行心脏搭桥手术。冠状动脉粥样硬化如果没有及时发现和预防，后期会发展成心绞痛，最严重时可出现心肌梗死，危及生命。医生根据病情，要求她终身服用阿司匹林和降脂药，不能喝咖啡和茶，吃饭要低脂、低盐，保持好的心情等。

通过情志疗法的引导，这位患者想到，她总是担心自己死后父母没人照顾、孩子没人管，感觉胸口沉闷、后背疼痛。向前追溯时发现，她从小到大经常担心父母闹矛盾和争吵，自己高考失利后也担忧人生道路怎么走。经过3次调理，她放下了担忧、紧张的情绪，胸口和后背的疼痛感也消失了。再次到医院做检查，结果提示未见明显异常。

按语：在经历中产生急、气、恨、怕等情绪时，人会出现胸口闷、心脏疼痛等表现，这是因为情绪导引气血产生非正常运转，造成身体部位淤堵。情绪反应过去后，这些淤堵的部位并没有得到相应疏通，从而留下病灶，最终形成病变反应。只有这些积压的情绪彻底得到了释放，对经历的认识发生根本转变，淤堵的气血才能恢复正常运转。

参考文献

［1］叶任高.内科学［M］.北京：人民卫生出版社，2000.
［2］中国心血管健康与疾病报告编写组.中国心血管健康与疾病报告2020概要［J］.中国循环杂志，2021，36（6）：530.

三、心绞痛

心绞痛是冠状动脉供血不足，心肌急剧暂时缺血与缺氧引起的，以发作性胸痛或胸部不适为主要表现的临床综合征。心绞痛是心脏缺血反射到身体表面时感觉的疼痛，其特点为前胸阵发性、压榨性疼痛，主要位于胸骨后部，可放射至心前区与左上肢。劳动或情绪激动时诱发，持续数分钟，休息或用硝酸酯类制剂后消失。

（一）病因及病理机制

本病多见于男性，多数为40岁以上，劳累、情绪激动、饱食、受寒、阴雨天气、急性循环衰竭等为常见诱因。心绞痛的直接发病原因是心肌供血的绝对或相对不足。各种因素造成血管腔内血栓形成、血管痉挛，心肌血氧供应减少，运动、心率增快等会增加血氧消耗，使心肌急剧短暂缺血、缺氧，从而发生心绞痛。

心肌缺血时疼痛的发生机制，可能是心肌无氧代谢中的某些产物（如乳酸、丙酮酸等酸性物质或类似激肽的多肽类物质）刺激心脏内传入神经末梢所致，且常传播到相同脊髓段的皮肤浅表神经，引起疼痛的放射。

（二）临床分型

心绞痛多表现为胸部闷痛、压榨性疼痛或胸骨后、咽喉部紧缩感。临床可分为劳累性心绞痛和自发性心绞痛。

1. 劳累性心绞痛

（1）稳定型心绞痛：疼痛常在劳累、情绪激动（如发怒、焦急、过度兴奋）、受寒、饱食、吸烟、贫血、心动过速或休克时诱发。在1~3个月内发病性质无改变。表现为突然发生于胸骨体上段或中段之后的压榨性、闷胀性或窒息性疼痛，亦可能波及大部分心前区，可放射至左肩、左上肢前内侧，到达无名指和小指，偶可伴有濒死感，往往迫使患者立即停止活动，重者出汗。疼痛历时1~5分钟，很少超过15分钟；休息或含服硝酸甘油，疼痛可在1~2分钟内（很少超过5分钟）消失。

（2）初发型心绞痛：过去未发生过心绞痛或心肌梗死，初次发生劳累性心绞痛时间未到1个月者。有过稳定型心绞痛的患者已数月不发生疼痛，现再次发生，时间未到1个月也可列入本型。

（3）恶化型心绞痛：原为稳定型心绞痛的患者，在3个月内疼痛的频率、程度、时限、诱发因素经常变动，进行性恶化，可发展为心肌梗死或猝死，亦可逐渐恢复为稳定型。

2. 自发性心绞痛

疼痛的发生与冠状动脉血流贮备量减少有关，与引起心肌需氧量增加的脑力、体力劳动无明显关系。疼痛程度较重，时限较长，服用硝酸甘油不易缓解。血清心肌酶未见变化。心电图常出现某些暂时性的ST段压低或T波改变。若发作时出现暂时性的ST段抬高，则称为变异型心绞痛。

初发劳累性心绞痛、恶化型心绞痛及自发性心绞痛常称为不稳定型心绞痛。

（三）情志疗法调理心绞痛症状

1. 部分情绪与心绞痛症状的对应关系

（1）在处理事情时带有急、气、恨、怕等情绪，以及因没有得到自己想要的结果而产生的抱怨、生气、怨恨、愤怒等情绪。

（2）不爱自己、不能原谅自己也不能原谅他人，争强好胜，当自己不如别人时，嫉贤妒能，产生的不能容人的情绪。

（3）在生活、事业、情感上不如意，失去心爱的物品、心爱的人产生的后悔、自责、伤心等情绪。

2. 案例举例

案例一

王女士，64 岁。每隔几天就会发作一次心绞痛，发作时汗如黄豆粒大小往下滴，吃速效救心丸不能缓解，还曾在医院急救过几次，心脏已经安装了两个支架，日常需要人陪伴在旁以防不测。王女士对自己的生活很是担忧，觉得活着没有意义。通过情志疗法得知，一个月前，她最爱的父亲逝世，由于母亲看到她身体不好，担心她出现状况，所以没有告诉她。后来，她从外孙那里得知父亲去世，却没能回去送最后一程，于是心里就一直难过、自责。进行情绪处理时，王女士释放了多年来内心压抑的苦楚，随后感觉到心里有一股暖流，过去揪心的感受消失了，脸色也逐渐红润起来。此后，她的心绞痛症状也改善了很多，日常可以单独出行和长时间走路了。

案例二

陆女士，37 岁。两年前开始出现心绞痛，好几次发作时都难受得在地上打滚，大汗淋漓。通过情志疗法向前追溯导致心绞痛情绪的生活事件时，她生气地说到自己离婚了，原因是丈夫和自己最好的闺蜜在一起了，还带走了自己的两个孩子。她的脾气很大，吵架的时候甚至会将房间里的东西都砸了。每个人现实中的行为都是对过往经历的复制，看上去是她会乱砸东西，其实说明了早年生活经历中形成的大量情绪一直淤堵在她的心里，当类似的情景或感觉再次出现时，细胞记忆就会不自觉地让她做出非理性行为。摔东西这一点源于陆女士对小时候父母吵架行为的复刻。经过两次对愤怒、委屈情绪的释放，她的心绞痛症状有了明显改善。

按语：能够让人产生"揪心"感受的事件，往往是人最在乎的人、事、物。在发生了自己意想不到或无能为力的情况后，难过、伤心、委屈、自责、气愤等情绪就会形成"揪心"的感觉。通常，这种情绪认知状态很难自己走出来，需要再次回到情绪产生的当下和事件本身，进行情绪释放，并进一步认识事物发生的原因和全貌，从根本上转换认知。

参考文献

[1] 叶任高. 内科学 [M]. 北京：人民卫生出版社，2000.

四、期前收缩

期前收缩，亦称过早搏动，是起源于窦房结以外的异位起搏点提前发出的心脏搏动，简称早搏，是一种临床常见的心律失常。按起源部位可分为房性、房室交界性和室性期前收缩，其中以室性最多见，其次为房性，交界性较少见。

健康人群在常规心电图的体检中可偶见室性早搏，检出率约为 1%，而动态心电图的检出率高达 40%~75%。近年来研究显示，频发的室性早搏可能会影响心脏的结构和功能，从而引起心功能不全和心肌病。

（一）病因

正常人与各种心脏病患者均可发生室性期前收缩。正常人发生室性期前收缩的机会随年龄的增长而增加。心肌炎、缺血、缺氧、麻醉、手术等均可使心肌受到机械、电、化学性刺激而发生室性期前收缩。因洋地黄、奎尼丁、三环类抗抑郁药中毒引发严重心律失常之前常先有室性期前收缩出现。电解质紊乱、精神不安，过量烟、酒、咖啡亦能诱发室性期前收缩。室性期前收缩常见于冠心病、心肌病、风湿性心脏病与二尖瓣脱垂患者。

（二）临床表现

患者可感到心悸不适。当室性期前收缩发作频繁或呈二联律，可导致心排出量减少，引起晕厥。室性期前收缩发作持续时间过长，可引起心绞痛和心力衰竭。

听诊时，心律不规则，室性期前收缩后出现较长的代偿间歇，室性期前收缩之第二心音强度减弱，仅能听到第一心音。桡动脉搏动减弱或消失。颈静脉可见正常或巨大的 α 波。

心电图示室性期前收缩可孤立或规律出现。二联律是指每个窦性搏动后跟随一个室性期前收缩；三联律是指每两个正常搏动后出现一个室性期前收缩；如此类推。连续发生两个室性期前收缩，称为成对室性期前收缩。连续 3 个或以上室性期前收缩，称为室性心动过速。同一导联内，室性期前收缩形态相同者，称为单形性室性期前收缩；形态不同者，称为多形或多源性室性期前收缩。

（三）情志疗法调理期前收缩症状

1. 部分情绪与期前收缩症状的对应关系

对于还没有发生的事情产生的担心、紧张、害怕等情绪。

2. 案例举例

一位 40 岁的女士体检时查出心脏有问题，诊断为偶发室性早搏。通过情志疗法调理得知，她的孩子在香港读书压力很大，有一次考试不理想，告诉她不想读书，学习太苦想跳楼。她还看到孩子几次坐在窗台上，随时可能出现危险。日常生活中，这位女士一直担心女儿有自杀倾向，担心先生身体不好。回溯小时候，她曾经在漆黑的夜晚骑车回家，路上听到了可怕的狗叫声。经过多次对担心和害怕情绪的调理，她的情绪平稳了下来，并感到身体轻松、呼吸畅通，人也精神了很多。她再次前往医院进行同样的检查时，报告提示未见明显异常。

按语：心律不齐的发生往往和长期的情绪积压有关系。患者通常对生活有多重的担忧和害怕情绪。在治疗时，需要对多重情绪进行逐一化解，不断追溯情绪发生链条，找到令其担忧害怕的生活事件，进行情绪释放，改变其思维方式，才能让患者回归平和和轻松的生活状态。

参考文献

［1］ 陈文彬 . 诊断学［M］. 北京：人民卫生出版社，2008.

［2］ 曹克将，陈明龙，江洪，等 . 室性心律失常中国专家共识［J］. 中国心脏起搏与心电生理杂志，2016，30（4）：283-325.

［3］ 李可，胡元会，李偲偲，等 . 特发性室性早搏病人左心脏结构和功能的

研究 [J]. 中西医结合心脑血管病杂志，2016，14（2）：113-116.

［4］ 王骋，陈明龙，杨兵，等. 不同负荷特发性室性早搏对心脏结构和功能
的影响 [J]. 中国心脏起搏与心电生理杂志，2012，26（1）：54-57.

［5］ 叶任高. 内科学 [M]. 北京：人民卫生出版社，2000.

五、心房颤动

心房颤动（简称"房颤"）是临床上很常见的心律失常，多由心房内的异位起搏点发出过早频繁激动，产生许多折返小波引起的持续快速而不规则的心房节律。表现为难以忍受的心悸或胸部不适、眩晕、乏力、虚弱和气短。房颤时，整个心房失去协调一致的收缩节奏，心排血量降低，易形成附壁血栓。血栓脱落后可随着血液至全身各处，导致体循环栓塞，甚者危及生命。

（一）流行病学特点

2012~2015 年中国高血压调查发现，我国年龄 ≥ 35 岁居民的心房颤动患病率为 0.7%，农村居民患病率（0.75%）高于城市居民（0.63%）。其中，34.0% 的患者为新发现的心房颤动，自己并不知晓。年龄 ≥ 75 岁居民的患病率高达 2.4%。我国心房颤动患者脑卒中总体发生比例为 24.8%。其中，瓣膜性心房颤动患者中有 26.9% 发生脑卒中，非瓣膜性心房颤动患者中有 24.2% 发生脑卒中。

（二）病因

阵发性房颤可见于正常人，多在情绪激动、手术后、运动或急性酒精中毒时发生。心脏与肺部疾病患者发生急性缺氧、高碳酸血症、代谢或血流动力学紊乱时亦可出现房颤。持续性房颤发生于原有心血管疾病者，常见于风湿性心脏病、冠心病、高血压心脏病、甲状腺功能亢进症、缩窄性心包炎、心肌病、感染性心内膜炎、心力衰竭以及慢性肺源性心脏病等。

（三）临床表现

房颤症状的轻重受心室率快慢的影响。心室率超过 150 次 / 分钟，患者可

发生心绞痛与充血性心力衰竭。心室率慢时，患者甚至不觉察其存在。房颤时心房有效收缩消失，血流淤滞，心排血量减少达 25% 或以上，血栓来自左心房或心耳部，有较高的发生体循环栓塞的危险，包括冠状动脉栓塞（心肌梗死）、脑栓塞（脑卒中）、肢体动脉栓塞（严重者甚至需要截肢）。

心脏听诊第一心音强度变化不定，心律极不规则。当心室率快时可发生脉搏短绌，颈静脉搏动 α 波消失。

心电图表现为窦性 P 波消失，代之以 f 波，频率达 300~600 次 / 分。心室率极不规则，通常在 100~160 次 / 分之间，RR 间距不等，QRS 波群形态基本正常。心室率过快，发生室内差异性传导，QRS 增宽变形。心房颤动时，如果出现 RR 绝对规则，且心室率缓慢，常提示发生完全性房室传导阻滞。心电图可以明确诊断心房纤颤。

（四）情志疗法调理心房颤动症状

1. 部分情绪与心房颤动症状的对应关系

（1）生活中发生突如其来的惊吓和害怕，如从高处跌落、遭到突然袭击、被人追打等产生的紧张、担心、恐惧等情绪。

（2）做了不该做的或亏心、怕人发现的事情，担心事情败露、受到惩戒、遭受伤害等产生的紧张、恐惧、害怕等情绪。

2. 案例举例

一位 52 岁的男士出现了房颤的症状，希望通过情志疗法进行调理。在引导下，他回想到，最近好友因为脑卒中去世而使自己感到害怕和恐慌。继续向前追溯类似的情绪时，他想到了自己 39 岁时发生的事件。当时，他驾车在快速路上正常行驶，一辆违章逆行的小货车突然向他迎面撞过来，他赶紧打方向盘想要避开，但最终车毁人伤，还好保住了性命，当时的他非常害怕和恐慌。继续向前引导时，他又想到，在更早上小学的时候，有一次站起来回答老师提问，坐下时没想到椅子被后面的同学抽走了，所以一屁股坐下时就狠狠地摔倒了，他当时也非常害怕和恐慌。继续向前唤醒记忆，他又想起在 4 岁左右的夏天，晚上和小朋友玩捉迷藏，突然在草丛中摸到一只鞋，接着听到有人大喊了一句："有死人！"他当时吓得几乎晕厥。后来，即使是在白天，他也不敢从那里走过，宁愿绕远路。当通过情志疗法把他过往几次人生经历中的惊恐和害怕情绪进行有效释放后，这位男士房颤的症状也得到了明显缓解。

按语： 心房颤动对应较多的情绪事件为突如其来的惊吓。因惊吓产生瞬时的恐惧和害怕，造成慌乱，使心脏搏动失常。这种容易受惊吓的状态，往往同幼年时期的成长经历有关系，需要追根溯源，找到最初受到惊吓的事件，才能化解一系列的情绪反应。

参考文献

［1］（美）比尔斯（Beers M H）主编．默克诊疗手册［M］．薛纯良主译．北京：人民卫生出版社，2000．

［2］中国心血管健康与疾病报告编写组．中国心血管健康与疾病报告2020概要［J］．中国循环杂志，2021，36（6）：535．

［3］叶任高．内科学［M］．北京：人民卫生出版社，2000．

六、高血压

高血压是以体循环动脉压增高［收缩压（SBP）≥ 140mmHg和（或）舒张压（DBP）≥ 90mmHg］为主要表现的临床综合征，是最常见的心血管疾病。高血压可分为原发性及继发性两大类。在绝大多数患者中，高血压的病因不明，称为原发性高血压，占总高血压患者的95%以上；在不足5%的患者中，血压升高是某些疾病的一种临床表现，本身有明确而独立的病因，称为继发性高血压。原发性高血压患者除了可引起高血压本身有关的症状以外，长期高血压还可成为多种心血管疾病的重要危险因素，并影响重要脏器如心、脑、肾的功能，最终导致这些器官功能衰竭。

（一）流行病学特点

根据2012~2015年进行的全国高血压抽样调查结果显示，我国18岁以上成人高血压患病率为23.2%，正常高值血压患病率为41.3%，高血压的知晓率、治疗率及控制率分别为51.6%、45.8%和16.8%。18~24岁、25~34岁、35~44岁的青年高血压患病率分别为4.0%、6.1%、15.0%。男性高于女性，北方高于南方，大中型城市高血压患病率较高，如北京、天津和上海居民的高血压患病率分别为35.9%、34.5%和29.1%。农村地区居民的高血压患病率（粗率28.8%，标化率23.4%）首次超越了城市地区（粗率26.9%，标化率23.1%）。近年来，尽管人们对高血压的研究或认识已有很大提高，相应的诊断和治疗方法也不断进步，但它迄今仍是心血管疾病死亡的主要原因之一。

（二）病因

（1）遗传因素：大约60%的高血压患者有家族史。目前医学上认为本病是多基因遗传所致，30%~50%的高血压患者有遗传背景。

（2）精神和环境因素：长期的精神紧张、激动、焦虑，受噪声或不良视觉刺激等因素也会引起高血压的发生。

（3）年龄因素：高血压发病率有随着年龄增长而增高的趋势，40岁以上的人群发病率较高。

（4）生活习惯因素：膳食结构不合理，如摄入过多的钠盐、低钾饮食、大量饮酒均可使血压升高；肥胖也可使血压升高；吸烟可加速动脉粥样硬化的过程，也是高血压的危险因素之一。

（5）药物的影响：避孕药、激素、消炎止痛药等均可影响血压。

（6）其他疾病的影响。

（三）定义及分级

1. 血压水平分类及分级

目前我国采用《中国高血压防治指南2018年修订版》标准，将血压水平进行分类，分为正常血压（SBP＜120mmHg和DBP＜80mmHg）、正常高值［SBP 120~139mmHg和（或）DBP 80~89mmHg］和高血压［SBP≥140mmHg和（或）DBP≥90mmHg］。以上分类适用于18岁以上任何年龄的成年人。

（1）高血压的定义：在未使用降压药的情况下，诊室收缩压（SBP）≥140mmHg和（或）舒张压（DBP）≥90mmHg。

（2）高血压的分级：根据血压升高水平，将高血压分为1级、2级和3级（见表2）。

表 2　血压水平分类及分级

分类	收缩压 SBP（mmHg）	舒张压 DBP（mmHg）
正常血压	< 120 和	< 80
正常高值	120~139 和（或）	80~89
高血压	≥ 140 和（或）	≥ 90
1 级高血压（轻度）	140~159 和（或）	90~99
2 级高血压（中度）	160~179 和（或）	100~109
3 级高血压（重度）	≥ 180 和（或）	≥ 110
单纯收缩期高血压	≥ 140 和	< 90

2.高血压诊断及危险分级

（1）高血压诊断标准（见表 3）。

表 3　高血压的诊断标准

诊室血压	不在同一天内的 3 次血压值均高于正常：收缩压 ≥ 140mmHg 和（或）或舒张压 ≥ 90mmHg
动态血压监测	24h 内平均血压 ≥ 130/80mmHg；白天 ≥ 135/85mmHg；夜间 ≥ 120/70mmHg
家庭自测血压	≥ 135/85mmHg

（2）诊室血压（OBPM）高血压：诊断标准为在未使用降压药物的情况下，非同日 3 次测量诊室血压，SBP ≥ 140mmHg 和（或）DBP ≥ 90mmHg。若 SBP ≥ 140mmHg 和 DBP < 90mmHg，则为单纯收缩期高血压。

（3）动态血压（ABPM）高血压：诊断标准为平均 SBP/DBP 24h ≥ 130/80mmHg；白天 ≥ 135/85mmHg；夜间 ≥ 120/70mmHg。

（4）家庭血压（HBPM）高血压：诊断标准为 ≥ 135/85mmHg，与诊室血压的 140/90mmHg 相对应。

患者既往有高血压史，目前正在使用降压药物，血压虽然低于 140/90mmHg，仍诊断为高血压。

3.高血压危险分层

高血压根据血压水平、心血管危险因素、靶器官损害、临床并发症和糖尿病进行心血管风险分层，分为低危、中危、高危和很高危 4 个层次（见表 4）。

表 4　高血压的危险分层

其他心血管危险因素和疾病史	血压（mmHg）			
	血压高值	高血压 1 级	高血压 2 级	高血压 3 级
	SBP 130~139 和（或）DBP 85~89	SBP 140~159 和（或）DBP 90~99	SBP 160~179 和（或）DBP 100~109	SBP ≥ 180 和（或）DBP ≥ 110
无		低危	中危	高危
1~2 个其他危险因素	低危	中危	中 / 高危	很高危
≥ 3 个其他危险因素、靶器官损害，或慢性肾脏病（CKD）3 期，无并发症的糖尿病	中 / 高危	高危	高危	很高危
临床并发症，或慢性肾脏病（CKD）4 期，有并发症的糖尿病	高 / 很高危	很高危	很高危	很高危

注：标准来自《中国高血压防治指南 2018 年修订版》。

4.临床分类及表现

（1）原发性高血压：一种以血压升高为主要临床表现而病因尚未明确的独立疾病，占所有高血压患者的 90% 以上，可分为以下 3 种。

恶性高血压

临床特点：①发病较急骤，多见于中、青年。②血压显著升高，舒张压持续 ≥ 130mmHg。③头痛、视力模糊、眼底出血、渗出和乳头水肿。④肾脏损害突出，表现为持续蛋白尿、血尿及管型尿，并可伴肾功能不全。⑤进展迅速，如不给予及时治疗，预后不佳，可死于肾衰竭、脑卒中或心力衰竭。

113

高血压危重症

高血压危象：血压明显升高，出现头痛、烦躁、眩晕、恶心、呕吐、心悸、气急及视力模糊等症状。伴靶器官病变者可出现心绞痛、肺水肿或高血压脑病。血压以收缩压显著升高为主，也可伴舒张压升高。发作一般历时短暂，控制血压后病情可迅速好转，但易复发。危象发作时交感神经活动亢进，血中儿茶酚胺升高。

高血压脑病：脑水肿和颅内压增高。临床表现有严重头痛、呕吐、神志改变，较轻者可仅有烦躁、意识模糊，严重者可发生抽搐、昏迷。

老年人高血压

年龄超过 60 岁，达到高血压诊断标准者。

临床特点：①半数以上以收缩压升高为主，收缩压 ≥140mmHg，舒张压 <90mmHg），单纯收缩压的升高也是心血管病致死的重要危险因素。②部分老年人的高血压是由中年原发性高血压延续而来的，属收缩压和舒张压均增高的混合型高血压。③老年人高血压患者的心、脑、肾器官常有不同程度的损害，靶器官并发症如脑卒中、心力衰竭、心肌梗死和肾功能不全较为常见。④老年人压力感受器敏感性减退，对血压的调节功能降低，易造成血压波动及体位性低血压，尤其在使用降压药物治疗时要密切观察。

（2）继发性高血压：又称为症状性高血压，病因明确，高血压仅是其临床表现之一，血压可暂时性或持久性升高。如原发性醛固酮增多症、嗜铬细胞瘤、肾实质病变、肾动脉狭窄、原发性醛固酮增多症、库欣综合征、主动脉缩窄等。

（四）中医对高血压认识

《素问·至真要大论》云："诸风掉眩，皆属于肝。"其明确指出了肝病可致眩晕。《灵枢·五邪》中亦有"邪在心，则病心痛喜悲，时眩仆""邪在肾……时眩"之论。《素问·五常政大论》曰："发生之纪，是谓启陈，土疏泄，苍气达，其动掉眩巅疾……其经厥阴少阳，其脏肝脾。"金代刘完素在《素问玄机原病式·五运主病》中说："所谓风气甚而头目眩运者，由风木旺，必是金衰不能治木，而木复生火，风火皆属阳，多为兼化，阳主乎动，两动相搏，则为之旋转。"其认为眩晕与肺有关。可见，眩晕的发作与心、肝、脾、肺、肾五脏都有关系。《丹溪心法》中有"头眩，痰挟气虚并火，治痰为主"的说法，并提出"无痰不作眩"。明代张介宾宗的《内经》有"上气不足""髓海不足"理论，并提出"无虚不作眩"。杨仁斋的《仁斋直指方》有"瘀滞不行，皆能眩晕"之说，认为瘀血也是一个不可忽视的因素。王清任也常从活血化瘀方面治疗眩晕。《重订严氏济生方》首提六淫七情致眩学说，眩晕的病因病机不断被丰富与完善。

高血压属中医"眩晕""头痛"等范畴。高血压的病因为风、火、痰、瘀与脏腑虚损相互影响致病。其病因分为外因与内因，外因主要为外感邪气、饮食不节、情志失调等，内因主要为禀赋不足、年老体虚、内伤虚损等。本病病位在肝、肾、心、脾、肺及其相关联的厥阴、少阳、太阳经脉，尤以肝、肾为主。病机为肝阳上亢；或心火上炎，上冲脑窍；或脾胃虚弱，痰饮内生；或肝风、肝阳夹痰浊之邪上冲清窍；或久病入络，瘀血阻窍；或大病久病及肾，肾阴亏虚，水不涵木，脑窍失养。病性属本虚标实，肝肾阴虚为本，肝阳上亢、痰浊水饮、瘀血停滞为标。

（五）情志疗法调理高血压症状

1. 情绪导致血压升高的生理病理机制

情绪激动时，血压会明显升高，情绪稳定后，血压又会较情绪激动时下降，这是因为情绪属于高级神经活动。长期精神不良刺激，可致大脑皮层的兴奋与抑制平衡失调，皮层下血管中枢收缩冲动占优势。通过交感神经缩血管节后纤维分泌去甲肾上腺素，作用于细小动脉平滑肌的 α 受体，引起细小动脉收缩，可导致血压升高。

情绪过度兴奋时，还会激活体内的肾素－血管紧张素－醛固酮系统，导致醛固酮系统分泌亢进，引起水钠潴留、血压增高。而当情绪激动后，大脑皮质的神经冲动减少，交感神经肾上腺系统的活动减弱，就会使血压下降。

生活中，如果一个人吵架生气，会怒发冲冠，此时测量血压通常是偏高的，因为人的情绪波动很容易引起血压的变化。愤怒、紧张的情绪会增加动脉外周的阻力，引起人体舒张压的明显上升；恐惧的情绪会使心脏输出的血量增加，导致人体的收缩压升高。当人在生活、工作、婚姻中不顺利时，心电图就会发生不同程度的变化，血压会明显升高。特别是高血压患者，受到情绪刺激时，病情就会明显加重，甚至会使其原本波动性的高血压转变为持续性。

2. 部分情绪与高血压症状的对应关系

（1）对已经过去的事，因选择不妥而产生的愤怒、生气、后悔、冤枉、较劲等情绪。

（2）盼望好结果却事与愿违，从而产生的后悔、紧张、害怕、委屈等情绪。

3. 部分情绪与低血压症状的对应关系

（1）认为别人应该做到却没做到而产生的委屈、自责、内疚等情绪。

（2）认为自己应该做到却没做到而产生的自责、自卑等情绪。

（3）缺乏关爱、自卑、沮丧、担心、委屈、压抑等情绪。

4. 案例举例

患者，女，50岁。既往有16年高血压病史，服药10多年。从小到大经常有因为选择错误而产生的内疚情绪，如上大学毕业可以选择到国企，却想着到私企可以多赚些钱，就去了私企，但没有想到3年后企业倒闭了；32岁选择婚姻，不顾父母反对，嫁给了比自己大13岁的老公，结婚两年后孩子出生前，发现老公出轨后离婚……很多类似的选择最终都令她非常后悔。情志疗法调理前，她的血压为140/95mmHg，调理后血压降到119/80mmHg，此后半年多一直保持此水平。

按语： 情绪是引起人体血压变化最直接的因素之一，特别是人内在的心境充满悲伤、自责、沮丧、愤怒、高度紧张、急躁好胜、激动等情绪时，很容易引发高血压。所以，要想彻底摆脱高血压的危害，不被高血压困扰，就应该从情绪入手，改变存储在人心智中驱使血压上升的认知障碍，减缓或消除让人血压升高的情绪因素。

参考文献

［1］吴在德. 外科学［M］. 北京：人民卫生出版社，2000.

［2］Wang Z，Chen Z，Zhang L，et al. Status of Hypertension in China：Results From the China Hypertension Survey，2012-2015［J］. Circulation，2018，137（22）：2344-2356.

［3］中国高血压防治指南2018年修订版［J］. 心脑血管病防治，2019，19（1）：1-44.

[4]　叶任高. 内科学［M］. 北京：人民卫生出版社，2000.

[5]　焦欣，蔺晓源，雍苏南. 基于名老中医经验的高血压病病名、病因、病机、证型研究［J］. 中医药信息，2020，37（4）：31-35.

[6]　杨光华. 病理学［M］. 人民卫生出版社，2001.

第三节　消化系统病症

一、概述

临床上，消化系统疾病十分常见，食管、胃、肠、肝、胆囊、胰腺，以及腹膜、肠系膜、网膜等脏器都可发生病变，其中小肠疾病较为少见，腹膜、肠系膜和网膜疾病最少见。

（一）消化系统的生理功能

消化系统的基本生理功能是摄入食物，将之消化、分解成为小分子物质，并从中吸收营养成分，经肝脏加工，成为自身体内物质，供机体需要，未被吸收的残余物则被排出体外。这些生理功能的完成，有赖于消化系统的协调运动和各种物质的分泌。

（二）消化系统疾病的病因病理学

消化系统疾病的致病因素众多，常见病因为，因感染、理化因素、营养缺乏、代谢—吸收障碍、变态反应、自身免疫低、先天性发育异常或缺陷、外伤、神经系统功能失调、遗传和医源性等因素，造成炎症、溃疡、良性或恶性肿瘤、血管病变等。

食物成分在胃肠道内的消化、分解，有赖于胃肠道腺体、胰腺分泌的各类消化酶，肝脏分泌的胆汁，以及肠菌酶参与的酶促反应等。这些环节出现障碍都会造成消化、分解、吸收不良，导致营养不良、贫血、腹泻、便秘等。

肝是机体代谢的枢纽，被吸收的营养物质或药物等也是通过复杂的酶促反应而在肝内进行代谢、处理，故肝内各类代谢酶的缺乏、肝细胞损害超过其代偿能力、血供不足等因素均可引起肝病，如各型肝炎、药物性肝病、肝性脑病等。

胰腺兼有内外分泌功能，其分泌的各类酶随胰液排入十二指肠，具有重要的消化、分解作用，如其分泌不足亦会出现消化不良；若各种因素使分泌不畅，造成胰腺分泌的各种消化酶溢出胰管，则会发生自身消化，产生炎症。

在中枢神经系统的直接或间接影响下，消化系统的运动、分泌功能都受自主神经系统—肠神经系统的支配，下丘脑是自主神经的皮层下中枢，也是联络中枢神经系统与低位神经系统的重要中间环节。精神因素与消化道间的关系密切，如精神状态的变化能影响胃肠道黏膜和肝脏等的血流动力学和分泌，也能引起胃肠道运动功能的变化，故消化系统疾病常伴忧郁、焦虑等表现。

正常人结肠腔内寄生的细菌由相对恒定的菌群组成，具有帮助酵解其间的某些成分、制造若干维生素等作用，从而构成内在的微生态环境，这种微生态环境遭到破坏时会出现疾病。胃内还可能存在幽门螺杆菌（Hp），该菌与慢性活动性胃炎、消化性溃疡和胃癌的发病有关，特别是与胃黏膜相关性淋巴样组织（MALT）淋巴瘤有关。

消化道与外界相通，其黏膜接触病原体、致癌物质、毒性物质的机会较多，容易发生胃肠道黏膜感染、损伤和炎症，消化系统肿瘤发病率较高可能与此有关。食管癌、胃癌、结肠癌、肝癌、胰腺癌均是常见的恶性肿瘤。

（三）消化系统常见疾病及临床表现

1. 食管

常见疾病有食管炎、胃食管反流病（含 Barrett 食管）、食管癌、贲门失弛缓症，以及门静脉高压所致的食管静脉曲张等。主要表现有吞咽困难、反酸、胸骨后灼热感（烧心）、胸痛（非心源性）、反食、暖气，以及声音嘶哑、咽喉部疼痛不适等。

2. 胃、十二指肠

常见疾病有急慢性胃炎、消化性溃疡、功能性消化不良、胃癌、十二指肠炎等。主要表现有上腹部胀气不适、灼热感或疼痛，厌食或早饱，恶心呕吐，暖气反酸和嘈杂感，以及消化道出血等。

3. 小肠

常见疾病有急性肠炎（包括病毒性肠炎）、肠结核、吸收不良综合征、梅克尔憩室、克罗恩病、急性出血性坏死性肠炎，以及乳糜泻等。主要表现有脐周腹痛、腹胀和腹泻，粪便呈糊状或液状，或出现果酱样粪便，当发生消化或吸收障碍时，则含消化不完全的食物成分，可有全身性营养缺乏的表现。

4. 大肠

常见疾病有痢疾、结肠炎、肠易激综合征、炎症性肠病、大肠癌、阑尾炎等。主要表现有腹部一侧或双侧疼痛、腹泻或便秘、黏液脓血粪便或血便，累及直肠时有里急后重的症状。

5. 肝

常见疾病有各型病毒性肝炎、脂肪肝、肝硬化、肝脓肿、原发性肝癌或转移性肝癌等。主要表现有肝区不适或疼痛、肝大、肝区压痛、黄疸、门静脉高压症、肝性脑病和营养代谢障碍等。

6. 胆道

常见疾病有胆石症、胆囊炎、胆管炎、胆道蛔虫症，以及胆道息肉和肿瘤等。主要表现有右上腹疼痛（胆绞痛），局部有触痛或叩痛和黄疸。

7. 胰腺

常见疾病有急、慢性胰腺炎和胰腺癌。主要表现有上腹部疼痛（可向腰背部放射）、胰腺分泌障碍所引起的小肠吸收不良和代谢紊乱。

8. 腹膜、肠系膜

常见疾病有各种急或慢性腹膜炎、肠系膜淋巴结炎和结核、腹膜转移癌，以及原发性腹膜肿瘤等。主要表现为腹痛与压痛、腹壁抵抗感、触揉面感和腹水等。

二、肝部病症

肝脏是体内最大的实质性脏器，具有复杂的、相互关联的分泌、代谢、凝血、解读、免疫防御等功能。肝病症状通常反应在肝细胞的坏死或胆汁排泄障碍上。肝脏的病变，包括脂肪性肝病、肝炎、肝硬化、肝癌等多种肝病，是一种常见的危害性极大的疾病。

（一）流行病学特点

1. 非酒精性脂肪性肝病（NAFLD）

NAFLD 指除乙醇和其他明确的肝损伤因素外，以肝脂肪变性为主要特征的临床病理综合征。肝细胞脂肪变、细胞损伤、炎性细胞可浸润发展为肝炎（NASH），进一步发展为肝硬化和肝细胞癌（HCC）。本病目前已成为全球公认的第一大慢性肝病，其患病率随肥胖、糖尿病和代谢综合征发病的增加呈逐年增长趋势。本病在全世界一般人群中的患病率为 25.24%，其中中东（31.79%）及南美地区（30.45%）患病率最高，非洲地区最低（13.48%），亚洲地区患病率（27.37%），高于北美地区（24.13%）。2012 年至 2017 年，中国大陆居民患病率为 29.81%。

2. 慢性肝炎

据 WHO 报道，全球约有 2.57 亿慢性乙型病毒性肝炎（HBV）感染者，非洲地区和西太平洋地区占 68%。全球每年约有 88.7 万人死于 HBV 感染相关疾病，其中肝硬化和原发性肝细胞癌（HCC）死亡分别占 52% 和 38%。我国肝硬化和 HCC 患者中，由 HBV 所致者分别为 77% 和 84%。据世界卫生组织估计，2015 年全球有 710 万人感染慢性丙型病毒性肝炎（HCV），39.9 万人死于 HCV 感染引起的肝硬化或原发性肝细胞癌。2012 年至今，我国每年报告 HCV 病例基本维持在 20 万例左右，多年位居我国甲、乙类传染病第 4 位，是影响我国居民健康的重要传染病。

3. 肝硬化

2017 年全球疾病负担（GBD）数据分析显示，全球有 1060 万失代偿性肝硬化患者和 1.12 亿代偿性肝硬化患者，肝硬化死亡人数超过 132 万。2016 年，我国肝硬化和慢性肝病患病人数近 1187 万，男性的患病率、死亡率均高于女性。

4. 肝癌

2020 年，全球肝癌新发病例 90.57 万例，位居癌症发病谱的第 6 位。2020 年全球肝癌死亡病例约 83.02 万例，位居癌症死亡谱的第 4 位。我国的肝癌患者数量约占全球肝癌患者的一半以上，是肝癌负担最重的国家之一。研究表明，中国超过 75% 的肝癌归因于 HBV 感染、HCV 感染、吸烟、饮酒、代谢性疾病和黄曲霉毒素污染。

（二）临床表现

肝病常见疲倦乏力和不思饮食，伴面色萎黄无华，或有黄疸，或有低热、头昏耳鸣、口干、恶心、厌油、食后胃腹部胀满不适或疼痛、胁肋部胀痛、大便或干或溏、小便黄等。如果是肝硬化，除有上述临床表现之外，还有肝脾肿大、腹水、肝掌、蜘蛛痣、食管胃底静脉曲张、呕血、黑便等症状。

（三）临床分类

肝病种类按照发病原因和机制可分为病毒性肝病和非病毒性肝病。

1. 病毒性肝病

由多种不同肝炎病毒引起的一组以肝损害为主的传染病。根据病原学诊断，肝炎病毒至少有6种，即甲、乙、丙、丁、戊、庚型肝炎病毒，分别引起甲、乙、丙、丁、戊、庚型病毒性肝炎。

2. 非病毒性肝病

（1）酒精性肝病：由于长期大量饮酒（嗜酒）所致的临床综合征及肝脏病理改变。

（2）药物或毒物性肝病：中毒性肝炎是由化学毒物（如磷、砷、四氯化碳等）、药物或生物毒素引起的肝炎或所致的肝脏病变。

（3）新陈代谢异常性肝病：体内对某种物质新陈代谢异常所导致的肝病。

（4）脂肪性肝病：由于各种原因引起的肝细胞内脂肪堆积过多的病变。导致肝细胞脂肪含量增加的可能原因有酗酒、糖尿病、血脂肪过高、体重过重等。

（5）肝硬化：纤维组织包绕的再生结节引起的肝脏结构的广泛破坏。

（6）肝血管病：发生于肝内和肝周围的动静脉血栓性、闭塞性和炎症性改变。

（7）肝脏肿瘤：包括肝部良性肿瘤、肝囊肿、肝癌等。

3. 情志疗法调理肝部病症

（1）中医情志与肝病的关系。《三因极—病证方论·五劳证治》曰："五劳者，皆用意施为，过伤五脏，使五神不宁而为病，故曰五劳。以其尽力谋虑则肝劳，曲运神机则心劳，意外致思则脾劳，预事而忧则肺劳，矜持志节则肾劳。是皆不量禀赋，临事过差，遂伤五脏。"其中，"五神"指神、魂、魄、意、志。也就是说，情绪对人的伤害会直接伤及人体内的脏腑，并且，不同的情绪所刺激和伤害的脏腑器官也会有所不同。

《素问·举痛论》曰："怒则气逆，甚则呕血。"《素问·四时刺逆从论》曰："血气上逆，令人善怒。"《素问·阴阳应象大论》曰："暴怒伤阴。"《灵枢·本神》曰："肝气虚则恐，实则怒。"《灵枢·邪气脏腑病形》曰："若有所大怒，气上而不下，积于胁下，则伤肝。"《医医偶录》曰："怒气泄，则肝血必大伤；怒气郁，则肝血又暗损。怒者血之贼也。"历代中医典籍对肝病的病因大多归结到怒气郁结上。

《素问·灵兰秘典论》曰："心者，君主之官也，神明出焉。肺者，相傅之官，治节出焉。肝者，将军之官，谋虑出焉。胆者，中正之官，决断出焉。膻中者，臣使之官，喜乐出焉。"其中，对肝的描述是"将军之官，谋虑出焉"。如此，从肝的不同功能中，就可以定位出肝病的由来。

（2）肝部病症形成的情绪因素包括：①肝者，将军之官，谋虑出焉。将军，即统领指挥，指挥别人。如果被别人指挥，就会心有不甘。②肝主谋虑、主疏泄，主生发，主藏血。肝主变化，主筋，怒伤肝，酸入肝，开窍目。肝主疏泄，有释放能力。当受到压抑不能释放，则会产生窝囊、委屈、冤枉等情绪，损伤肝。③酸入肝，"酸"的情绪可损伤肝及全身脏腑功能。伤感、艰难、辛酸、担心、害怕、后悔、无奈、可怜、可恨等消极心理，能在身体里生出大量酸性物质（乳酸），造成血黏稠、血脂升高、血流缓慢、血管硬化、血压升高等症状。

（3）压抑的情绪：患肝部疾病的人相对来说大多都有压抑的个性，很多时候把心事藏在心里，不想告诉别人，或者觉得告诉别人也不起作用，只会增加对方的负担。过度的压抑积累到一定程度，结果只能是"不在沉默中死去，就在沉默中爆发"。压抑不住时就会大怒，严重时甚至会做出失去理智的行为，到最后出现不可弥补的后果。生活中，每个人都曾经有过生气、发脾气的现象，自己也清楚地知道"生气是魔鬼"，但在事情发生时却难以克制自己。特别是在生气或发脾气后，自己仔细回想一下，为了当时那点事情、那句话，实在是不值得。

（4）承受过重的压力会导致肝部疾病。很多慢性肝炎患者是因为有无法对家人言表的无奈、烦闷的情绪，内心无法释怀而郁结难当。这也和中国的传统有关，中国人向来就有很强烈的家族观念，特别是男性，不仅要承担养家糊口的责任，更要背负家族的期待，对自己也抱有很大希望。在如此大的压力之下，男性通常都会努力打拼，甚至加班熬夜，期待获得成就，获得家庭、家族、朋友的认可。但是，当承受的压力超过肝脏所能承担的负荷时，或当追求实现更高价值获得认可的过程中遭遇挫折时，肝脏就会因不断消耗逐渐发生病变。

情绪对机体的作用和影响是全方位的，由内到外，由表及里。因此，面对肝炎患者，除了用传统的手术、药物治疗等手段帮助患者缓解病痛外，更应该深入了解其内心，研究到底是什么情绪导致了患者现在的状况，到底是工作压力太大无法承受，还是对自己的要求太高难以实现，或是为了家庭过上更好的生活而压抑自己。

4. 部分情绪与肝部病症的对应关系

（1）在生活中遇到窝囊、委屈、冤枉的事情不能释怀，并由此产生的恐惧、愤怒、怨恨等情绪。

（2）认为自己有能力但没能够发挥出来，或者认为自己能力强却不被重用，从而产生的压抑、愤怒等情绪。

（3）不被理解、委屈、被人瞧不起，被指责、贬低、威胁所形成的愤怒、压抑等情绪。

（4）小时候看到、听到父母争吵、打架、离异，或者被父母指责、打骂时希望得到支持、关爱、帮助却没有得到满足的情绪；父母不能正确与孩子沟通、压抑孩子、不尊重孩子、不听孩子表达内心的想法，导致孩子感觉被侮辱、贬低，或因身体受到伤害，从而形成的愤怒、委屈、焦虑、自责、压抑等情绪。

5. 案例举例

案例一

一位 52 岁男性肝癌患者，从小在身为老师的父母的教育下格外注重礼仪，为人大方得体。他的妻子患上产后抑郁症后，脾气变得越来越大，对他的不满越来越多。妻子在一次听到他与女同事通电话后，开始大发脾气，之后每次同学聚会时，都会当众责怪他，大发脾气。他一直选择把委屈都压抑在心底，从不表现出生气或愤怒的情绪，后来被查出患有肝癌。经过与他们夫妻的沟通，帮助他释怀了从小因被父母按照家规严格要求而压抑的情绪，还有对妻子因为爱而忍耐的委屈、愤怒、生气的情绪后，他的脸色较调理前有了红润的光泽。他的妻子每次陪他一起调理，也受到了很大的启发，理解了他的病既与早年经历有关，又与自己对丈夫的压抑态度有关，明白了这些因素共同导致了他委屈、压抑、愤怒的情绪不能得到释怀，也懂得了中医讲的怒伤肝的道理。

案例二

一位 53 岁的男性肝病患者，是一位很成功的企业家。初次见面时，能够看到他的脖子上青筋凸起，额头上有明显的川字纹。通过情志疗法进行情绪处理时，他讲到自己的员工带着几个人辞职了，用从他那里学到的技术开了一家新公司，带走了客户，自己愤恨至极。再向前追溯，他马上想到，自己 39 岁时借钱办了一家公司，却被一个朋友骗了，最后血本无归，还欠了很多债。继续向前寻找情绪点，他想到自己 6 岁时，父亲向朋友借钱做毛皮生意，却发现买回来的毛皮是次品，好好的生意变成了亏本买卖。当时村里很多人借了钱给父亲，春节时都到家里来讨债。父亲和他们发生了口角，父亲和母亲都被打了。年幼的他看到这一幕非常愤怒，心里充满了仇恨。经过情绪处理后，他逐渐放松下来，回想起一些开心的经历，脸上的笑容渐渐多了起来。之后，他又进行了 3 次情志疗法的调理，肝病症状明显好转。

按语：那些久远的经历，看似已经过去了很多年，其实都储存在我们的细胞记忆中。日后，类似的感受会不断重复循环，负面情绪也会一直攻击身体，进而出现病理反应。

参考文献

[1] 叶任高. 内科学 [M]. 北京：人民卫生出版社，2000.

[2] 吴在德. 外科学 [M]. 北京：人民卫生出版社，2000.

[3]（美）比尔斯（Beers, M.H）. 默克诊疗手册 [M]. 北京：人民卫生出版社北京，2000.

[4] Tada T, Toyoda H, Sone Y, et al. Type 2 diabetes mellitus：A risk factor for progression of liver fibrosis in middle-aged patients with non-alcoholic fatty liver disease [J]. J Gastroenterol Hepatol，2019，34（11）：2011-2018.

［5］ 李婕. 亚洲地区非酒精性脂肪性肝病的流行病学特点［J］. 临床肝胆病志，2018，34（12）：2515-2519.

［6］ Li J, Zou B, Yeo Y H, et al. Prevalence, incidence, and outcome of non-alcoholic fatty liver disease in Asia, 1999-2019：a systematic review and meta-analysis［J］. Lancet Gastroenterol Hepatol, 2019, 4（5）：389-398.

［7］ WHO. Global hepatitis report, 2017［EB/OL］.［2019-11-06］. http//www. who. int /hepatitis/publications /global-hepatitis-report2017/en/.

［8］ CUI F, SHEN L, LI L, et al. Prevention of chronic hepatitis B after 3 decades of escalating vaccination policy, China［J］. Emerg Infect Dis, 2017, 23（5）：765-772.

［9］ LIU J, LIANG W, JING W, et al. Countdown to 2030：Eliminating hepatitis B disease, China［J］. Bull World Health Organ, 2019, 97（3）：230-238.

［10］ WHO. Guidelines for the care and treatment of persons diagnosed with chronic hepatitis C virus infection［EB/OL］［2019-11-01］. https：//www. who int/ Hepatitis/publications/hepatitisc-guidelines-2018/en/.

［11］ ERIN GOWER C E S B. Global epidemiology and genotype distribution of the hepatitis C virus infection［J］. Journal of Hepatology, 2014, 61（1）：45-57.

［12］ 国家卫生计生委疾病预防控制局. 2016 年全国法定传染病疫情概况［EB/OL］. http://www.nhfpc.gov.cn/jkj/s3578/201702/38ca5990f8a54ddf9ca6308fec406157.shtml.

［13］ 国家卫生计生委疾病预防控制局. 2018 年 12 月全国法定传染病疫情概况［EB/OL］. http://www.nhc.gov.cn/jkj/s3578/201901/47fe8ed59d8545708f f50ble2f3b85b0.shtml.

［14］ GBD 2017 Cirrhosis Collaborators. The global, regional, and national burden of cirrhosis by cause in 195 countries and territories, 1990-2017：A systematic analysis for the Global Burden of Disease Study 2017［J］. Lancet Gastroenterol Hepatol, 2020, 5（3）：245-266.

［15］ LI M, WANG ZQ, ZHANG L, et al. Burden of cirrhosis and other chronic liver diseases caused by specific etiologies in China, 1990-2016：Findings from the Global Burden of Disease Study 2016 ［J］. Biomed Environ Sci, 2020, 33（1）: 1-10.

［16］SUNG H, FERLAY J, SIEGEL R L, et al. Global cancer statistics 2020: GLOBOCAN estimates of incidence and mortality worldwide for 36 cancers in 185 countries ［J］. CA Cancer J Clin, 2021. DOI: 10. 3322/caac. 21660.

［17］LLOVET J M, KELLEY R K, VILLANUEVA A, et al. Hepatocellular carcinoma ［J］. Nat Rev Dis Primers, 2021, 7（1）: 6.

［18］CHEN W, XIA C, ZHENG R, et al. Disparities by province, age, and sex in site-specific cancer burden attributable to 23 potentially modifiable risk factors in China: a comparative risk assessment ［J］. Lancet Glob Health, 2019, 7（2）: e257-e269.

三、胆部病症

胆道系统包括肝内、肝外胆管，胆囊及 Oddi 括约肌等部分。它起于肝内毛细胆管，逐步汇合为各级肝内胆管分支，至肝门部成为左、右肝管，最后在肝外汇总为肝总管，肝总管与胆囊管连接处以下称为胆总管，其终末端与胰管汇合，开口于十二指肠乳头，外有 Oddi 括约肌围绕。胆道系统具有分泌、贮存、浓缩与输送胆汁的功能，对胆汁排入十二指肠起着重要的调节作用。常见的胆道疾病有结石、肿瘤、寄生虫病、先天性畸形等。胆道的病变可造成胆道梗阻，使胆汁淤积，进一步影响肝脏功能，同时易导致继发感染，胆道结石等慢性刺激还可诱发恶性肿瘤。

（一）流行病学特点

据国内报道，成人慢性胆囊炎患病率为 0.78%~3.91%，胆囊结石患病率为 2.3%~6.5%。女性胆囊结石患病率高于男性，男女比为 1:（1.07~1.69）。2018 年全球约有 219420 例胆囊癌新发病例，占所有癌种的 1.2%。其中，约 16.5 万例死亡，占所有癌种的 1.7%。2014 年，我国胆囊癌新发病例约 5.22 万例，占全部恶性肿瘤新发病例的 1.37%，居所有恶性肿瘤发病的第 17 位；全国胆囊癌死亡病例约 3.91 万例，占所有恶性肿瘤死亡病例的 1.7%，居所有恶性肿瘤死亡病例的第 11 位。一项研究显示，我国胆囊癌 5 年总体生存率为 23%，确诊时多半为晚期，对现有的放化疗及靶向治疗不敏感，缺乏有效的综合治疗手段。

（二）临床表现

患者可无症状，发作时主要表现为消化道症状和胆道相关症状，如嗳气、恶心、呕吐、右上腹痛，可向右侧肩胛区和背部放射。胆囊炎可伴畏寒发热、白细胞计数增多；急性胆管炎会出现查科三联征或雷诺五联征；胆道阻塞可出现梗阻性黄疸；胆道出血可出现周期性上消化道出血现象。

（三）情志疗法调理胆部病症

1. 中医情志与胆部病症

胆是六腑之一，又属奇恒之腑。胆呈囊形，附于肝之短叶间，与肝相连。肝和胆又有经脉相互络属，互为表里。胆的主要功能是贮存和排泄胆汁，并参与饮食的消化。

中医学认为"惊伤心胆"，即大惊会伤心神及胆。《素问·举痛论》有言："惊则心无所依，神无所归，虑无所定，故气乱矣。"《济生方·惊悸怔忡健忘门》曰："夫惊悸者，心虚胆怯之所致也。且心者君主之官，神明出焉，胆者中正之官，决断出焉。心气安逸，胆气不怯，决断思虑得其所矣。或因事有所大惊，或闻虚响，或见异相，登高涉险，惊忤心神，气与涎郁，遂使惊悸。"

2. 部分情绪与胆部病症的对应关系

（1）认为自己总是对的，坚持自己的真理，不服输、不服软，与对方较劲而产生的情绪。

（2）对自己要求严格，对别人也同样严格，努力要改变对方而产生的情绪。

3. 案例举例

案例一

赵先生，35 岁。脾气暴躁，易怒易喜，2018 年检查出胆部有两块息肉。通过情志疗法得知，他做事非常认真，从不服输，即使自己做错了也要坚持自己的"对"，总是因为要改变对方而生气。经过两次调理后复查，息肉较前明显变小。

案例二

王女士学习情志疗法后，得知她的一位好朋友于 2019 年 5 月 7 日在医院检查发现"胆囊大小 4.9×3.5cm，壁包糙，厚约 1.2cm"，医生建议入院手术治疗。她为朋友进行了两次情志疗法，找到了对应胆壁厚的情绪进行有效释放后，于 2019 年 6 月 21 日再到医院进行检查，结果提示"胆囊大小正常，约 7.4×2.1cm，壁光滑"。

按语： 从五行相生相克的关系可知，各脏器之间是相互依存、相互平衡的关系。一种情绪对某一脏器有"养"的作用，但同时对另一脏器也有"伤"的作用。所以，拥有淡定平静的心情、不骄不躁的处世态度，才能使全身的脏腑器官同时达到平衡，不受伤害。

思想产生情绪，情绪消耗生命能量，会造成免疫力下降，产生疾病或加剧病情。人的情绪不断日积月累，容易导致疾病或加重病情。掌握有效的沟通方法和表达方式，可以疏导情绪，让内心回归到清澈自然的状态。积极正面的沟通不仅可以避免心智情绪种子的形成，还可以释放心智中存有的过往情绪，让人的精神能量得到疏通。

参考文献

［1］ 吴在德. 外科学［M］. 北京：人民卫生出版社，2000.

［2］ 孙晓敏，徐萍，马志红，等. 上海松江地区胆囊良性疾病的流行病学调查 30901 例［J］. 世界华人消化杂志，2011，19（27）：2881-2885.

［3］ 朱颖，吴治宇，马向明，等. 开滦集团职工胆囊结石临床流行病学调查［J］. 临床肝胆病杂志，2015，31（10）：1621-1624.

［4］ ZENG Q，HE Y，QIANG DC，et al. Prevalence and epidemio-logical pattern of gallstones in urban residents in China［J］. Eur J Gastroenterol Hepatol，2012，24（12）：1459-1460.

［5］ Bray F，Ferlay J，Soerjomataram I，et al. Global cancer statistics 2018：GLOBOCAN estimates of incidence and mortality worldwide for 36 cancers in 185 countries［J］. CA Cancer J Clin，2018，68（6）：394-424.

［6］ 庹吉好，张敏，郑荣寿，等. 中国 2014 年胆囊癌发病与死亡情况分析

[J]. 中华肿瘤杂志，2018，40（12）：894-899.

[7]　任泰，李永盛，耿亚军，等. 中国 2010-2017 年胆囊癌治疗模式及预后分析[J]. 中华外科杂志，2020，58（9）：697-706.

[8]　Song X, Hu Y, Li Y, et al. Overview of current targeted therapy in gallbladder cancer[J]. Signal Transduct Target Ther, 2020, 5（1）：230.

四、胃部病症

胃具有运动和分泌两大功能。胃分为近端胃和远端胃。近端胃包括贲门、胃底部和胃体部，有接纳、储藏食物和分泌胃酸的功能。远端胃相当于胃窦部，分泌碱性胃液，同时将所进食物磨碎，与胃液混合搅拌，达到初步消化的作用，形成食糜，并逐步分次地自幽门排至十二指肠。当脾胃功能紊乱时，可出现中上腹痛、烧灼感，恶心、呕吐、反酸、出血，餐后饱胀不适、嗳气或早饱感等症状，临床上多见于消化不良、急慢性胃炎、胃溃疡、胃息肉、胃癌等疾病。

（一）流行病学特点

有报道称，对既往 100 项临床研究共计 312415 例病例分析发现，消化不良总患病率为 21%。2014 年的一项研究调查结果显示，在各型慢性胃炎中，内镜诊断慢性非萎缩性胃炎最常见，占 49.4%，其次是慢性非萎缩性胃炎伴糜烂，占 42.3%，慢性萎缩性胃炎比例为 17.7%。

消化性溃疡在消化系统中具有高发病率，严重危害患者的生命和健康，可引起较严重的并发症，如消化道穿孔和上消化道出血等。上消化道出血是消化系统急症，以消化性溃疡为最常见的病因，占 31%~67%，病死率 5%~10%。

胃息肉是指局部胃黏膜异常增生，并向胃腔内突起的隆起性病变。国内外多项研究表明，胃息肉发病率呈逐年升高趋势。在接受胃镜检查的患者中，胃息肉的患病率为 0.5%~23.0%，在一般人群中的患病率为 0.8%~2.4%。胃息肉的形成与幽门螺杆菌（Hp）感染、质子泵抑制剂（PPI）的使用、年龄与性别、慢性胃炎、饮食、生活习惯、遗传和环境等多种因素相关。胃息肉本身被认为是胃部良性病变，但胃息肉不同的病理类型具有不同的恶变倾向。

最新研究结果显示，2018 年约有 1810 万新发癌症病例，960 万人死于癌症。其中，新发胃癌人数约 103 万，占癌症总数的 5.6%，发病率约为 11.1/10万，排在全部恶性肿瘤的第 5 位。有 78.2 万人死于胃癌，占所有肿瘤死亡的8.2%，死亡率约为 8.2/10 万。我国是胃癌高发国家，根据 2019 年我国癌症中心的数据表明，胃癌发病率和死亡率分别位于所有恶性肿瘤的第 2 位和第 3 位，远高于世界水平。

（二）中医对脾胃病的认识

1. 脾胃功能

脾胃是指脾胃器官及其所属的经络系统。中医学认为，脾胃五行属土，位属中焦，同为"气血生化之源"，共同承担化生气血的重任，是后天之本。人出生后成长需要大量的能量，而这些能量都要通过饮食而来，但是饮食必须要由脾胃共同工作才能转化为气血能量。

（1）主消化：《素问·灵兰秘典论》曰："脾胃者，仓廪之官，五味出焉。"胃，又称胃脘，分上、中、下三部。胃的上部称上脘，包括贲门；胃的中部称中脘，即胃体的部位；胃的下部称下脘，包括幽门。胃的主要生理功能是受纳与腐熟水谷，胃以降为和。

（2）主受纳：受纳是接受和容纳的意思。腐熟是饮食物经过胃的初步消化，形成食糜的意思。饮食入口，经过食管，容纳于胃，故称胃为"太仓""水谷之海"。

（3）主通降：胃为"水谷之海"，饮食物入胃，经胃的腐熟后，必须下行入小肠，进一步消化吸收，故胃主通降，以降为和。

（4）脾与胃的关系：脾和胃通过经脉相互络属而构成表里关系。胃主受纳，脾主运化，两者之间的关系是"脾为胃行其津液"，共同完成饮食物的消化吸收及其精微的输布，从而滋养全身，故称脾胃为"后天之本"。脾主升，胃主降，二者相反相成。脾气升，则水谷之精微得以输布；胃气降，则水谷及其糟粕才得以下行。

2. 病因病机

《素问·阴阳应象大论》曰："清气在下，则生飧泄；浊气在上，则生䐜胀。"这是对脾胃升降失常所致病症的病理及临床表现的概括。脾胃在生理上相互联系，在病理上也相互影响。脾为湿困，运化失职，清气不升，则可影响胃的受纳与和降，可出现食少、呕吐、恶心、脘腹胀满等症。反之，若饮食失节，食滞胃脘，胃失和降，亦可影响脾的升清与运化，可出现胃胀、胃痛、厌食、泄泻等症。

3. 中医情志与脾胃病症

思伤脾，思则气结。《医学衷中参西录·资生汤》曰："心为神明之府，有时心有隐曲，思想不得自遂，则心神拂郁，心血亦遂不能濡润脾土，以成过思伤脾之病。"思虑过度，容易脾虚。思发于脾，而成于心，故思虑过度不但影响脾，也会耗伤心神。思虑过度，暗耗心脾阴血，心神失养则可见心悸、健忘、失眠、多梦。气机郁结阻滞，则脾运化无力，胃受纳腐熟失职，便会出现纳呆、脘腹胀满、胃痛、便溏等症，进而出现气血不足、四肢乏力，甚至形成气郁，并可能会进一步发展为血瘀、痰瘀证。

（三）情志疗法调理胃部病症

1. 胃部病症形成的情绪因素

随着社会的进步，人们的生活条件越来越好，饮食也日趋丰富，已经没有了饮食匮乏的现象，但是消化系统疾病却并没有消失，反而更加多种多样。

吃得多了，消化不了；吃得频繁了，也消化不了；吃过冷、过热、过硬或过于油腻、辛辣、咸等食物，都消化不了；吃了有毒、有害物，更是难以消化……人吃的食物，消化了就会转变成营养，消化不了在体内不能及时排出体外就会形成疾病。

脾虚而瘦者，因消化功能和吸收能力较弱，食物不能转化成精微就排出体外了，即不消化、不吸收。脾虚而胖者，脾失去运化作用，食物被吸收，却没有被合理分配，则会产生湿气堆积。

为什么人的生活越来越好，还是会有这么多的消化系统疾病呢？从客观上来看，我们的饮食习惯确实和脾胃健康有直接关系。但是，从主观精神层面来看，脾胃问题的重要来源还是人的思想。

（1）人体的胖和瘦：通常，一些消瘦的人都有过类似的经历，即小时候家里有人总是在吃饭的时候催促让他多吃点。家长都希望孩子多吃些、长胖些，或因孩子消瘦而让孩子多吃，却从没有关注过孩子被催促强制多吃的时候，反而会形成不愿意接受、不能接纳的情绪。这种情绪会破坏胃的正常功能，影响消化吸收，最终吃不消也长不胖。有些过瘦的人都比较能吃，这是因为他们有不能接受的情绪，导致部分食物没有被完全消化，造成多吃也长不胖的现象。

脾虚而瘦的人大多有恐惧、焦虑的情绪，脾虚而胖的人大多有保护自己和怨怒亲人的情绪，这些情绪通常来自于幼年时期的经历。也正是因为这样，自己最亲近的人，如最疼爱自己的父母、亲人和老师等所展现的言语和行为，会很容易在孩子的心智中形成细胞记忆，如果不能得到及时纠正，就可能影响孩子的一生。为人父母应当认识到自身行为的重要性和责任性，懂得孩子是自己的影子，父母的思想言行会严重影响孩子。想改变孩子，最重要的是改变父母的思想与言行举止。

（2）消化性溃疡：脾胃是人体消化系统的主要器官，当人的思想有消化不了的情绪时，反应在身体上就会出现消化不了的问题。如当人在工作或生活中遇到接受不了的事情时，就会容易出现胃溃疡等疾病。如果这时仅仅从表象出发治疗，很可能无法从根本上消除患者的痛苦，也会有再复发的可能。

（3）胃癌：过去生活水平较低的时候，胃癌的发生部位以幽门部为主，现代生活水平改善后，发病部位以贲门部为主。年轻人的胃癌发病率增加主要由以下几个因素造成：①遗传因素：如弥漫型胃癌，主要发生人群为年轻女性。②生活方式：现代年轻人压力大，常常熬夜，饮食习惯不健康，胃肠系统容易受到各种应激反应的刺激。③思想因素：现代人的思想发生了很大变化，面对个性化和传统思想的冲突，自我价值和团队意识的反差，遇到挫折时会产生难以接受的想法，不愿意、不能接纳别人的思想，也就无法消除遇到冲击、感情失落、事业挫败等产生的情绪问题。

2. 部分情绪与胃部病症的对应关系

（1）对世界、人生、社会、现实、同事、朋友、某些人、某些事、某些行为产生的不能接受、不容纳、不服气、不需要、不敢反对等情绪。

（2）小时候在家庭关系或学校关系中受到惊吓、冤枉、恐惧、委屈、被指责、不被理解而产生的不能容纳、无奈、压抑等情绪。

（3）在人、事、物处理的过程中，有不能接纳和听不进不同观点、意见、建议等形成的自卑、怨恨、烦躁、委屈、害怕等情绪。

3. 案例举例

案例一

有一位 37 岁女士在陷入抑郁后，胃部出现了严重反酸、胃胀症状，几乎吃不下东西，排便也很艰难，看了很多医生，也吃了很多药物后才慢慢好转。但是，她自此之后就不能再喝冷饮了，并且天转凉的时候，胃部经常会感觉发胀不适。通过情志疗法进行情绪处理的时候，她讲出了当时对孩子生气的事情，并且表示自己不能接纳别人说自己不对。释放了不能接纳的情绪后，她觉得胃部舒服了很多，餐后也没有腹胀的感觉，后来再吃冰淇淋时也不再胃痛了。

案例二

吴先生，49 岁。有 13 年的胃痛病史，不敢吃冷、热、酸、辣的食物。他平时很注意保护自己的胃，并且长期坚持服药。可即使这样，他还是常常会胃痛。在练习呼吸法的过程中，他感到全身僵硬、发冷、无力、不能活动手指并且胃痛。进行情绪调理时，他马上想到读小学时发生的事情。当他高高兴兴地拿着别人送给自己的玩具回到家时，刚一进门就被父亲扇了一个耳光。原来，父亲那天丢了 5 元钱，看到他手里拿着玩具回来，就以为是他偷了钱去买玩具。他的申辩只换来了更严厉的责骂和一顿痛打，只好忍气吞声，不再言语了。但他不能接受父亲对自己的行为，这种不能接受的情绪就形成了压抑。这件事发生半年后，他就得了胃病。经过情绪释放后，他吐出了很多黄色黏稠的痰液，胃痛也明显缓解了。

案例三

一位女士，51 岁。患胃病 9 年，不敢吃水果，更不敢吃寒凉的食物。在回顾自己的生活事件的过程中，她表示以前和母亲之间有矛盾，心里一直怨恨母亲，不愿意和母亲说话，说话语气也不好。当她释放了对母亲的怨恨情绪，向母亲道歉和解后，再吃酸的水果也不会感到不舒服了，多年的胃病得到了明显缓解。这是因为，情绪释放和思想转变带来了胃的变化。

案例四

陈女士，41 岁。常年患有胃病，经常备着药，如果一次外出时没有准备药就会很紧张，因为一点刺激就会引发胃痛。多年来，只要不能及时服药，就会一直胃痛，无法正常进食，自觉胃冰凉。通过情志疗法进行情绪处理时，发现她一直存在对丈夫不接纳的情绪，觉得丈夫一无是处，总是无法看到丈夫的优点。在情绪释放和思想改变后，她的胃开始暖了起来。此后，她在生活中改变了对丈夫和孩子的态度，心态恢复了平和，胃病也没有再复发了。

按语：对胃部病症的调理，更多的应从内在精神诉求入手。如果可以找到患者内心存在的"消化不了"的情绪，引导其重新感知出现问题的事件和情绪，进一步改变认知状态，主动接纳或以平和心看待那些原来难以接受的人、事、物，就可以帮助患者在源头上卸下心理负担，让身体重新感受那些过往经历中的正能量。通过病症的反应来反观自己的内心和生活，能够从中找出情绪的原因，化解自身的心理压力，这也是预防疾病的一种有效方法。这些方法可以将小疾小病遏制于源头，疏通身体能量，让身体正常运转。

参考文献

［1］ 吴在德. 外科学［M］. 北京：人民卫生出版社，2000.

［2］ Ford A C, Marwaha A, Sood R, et al. Global prevalence of, and risk factors for, uninvestigated dyspepsia: A meta-analysis. Gut. 2015, 64（7）：1049-1057.

［3］ Du Y, Bai Y, Xie P, et al. Chinese Chronic Gastritis Research group. Chronic gastritis in China: a national multi-center survey［J］. BMC Gastroenterol, 2014, 14：21.

［4］ 鲁昌辉，朱庆伟，葛广德，等. 中西医结合治疗幽门螺杆菌相关性消化性溃疡临床疗效观察［J］. 时珍国医国药，2013，24（3）：724-725.

［5］ 杨智慧. 埃索美拉唑三联疗法根除幽门螺杆菌对消化性溃疡的疗效观察［J］. 现代中西医结合杂志，2012，21（27）：3030-3031.

［6］ 周文斌，李志英. 上消化道疾病患者幽门螺杆菌感染情况分析［J］. 中华医院感染学杂志，2012，22（5）：962-963.

［7］ KIM K B, YOON S M, YOUN S J.Endoscopy for nonvariceal upper gastrointestinal bleeding［J］.Clin Endosc, 2014, 47（4）：315-319.

［8］ HOLSTER I L, KUIPERS E J.Management of acute nonvariceal upper gastrointestinal bleeding: current policies and future perspectives［J］.World J Gastroenterol, 2012, 18（11）：1202-1207.

［9］Horvath B，Pai RK.Prevalence of Helicobacter pylori in gastric hyperplastic polyps［J］. Int J Surg Pathol，2016，24（8）：704-708.

［10］刘朋，周力，陈晓琴，等．胃息肉与幽门螺杆菌感染关系分析［J］.贵阳医学院学报，2012，37（2）：194-195.

［11］Shmuely H，Melzer E，Braver M，et al. Helicobacter pylori infection is associated with advanced colorectal neoplasia［J］. Scand J Gastroenterol，2014，49（4）：516-517.

［12］Bray F，Ferlay J，Soerjomataram I，et al.Global cancer statistics 2018：GLOBOCAN estimates of incidence and mortality worldwide for 36 cancers in 185 countries［J］. CA Cancer J Clin，2018，68（6）：394-424.

［13］周家琛，郑荣寿，庄贵华，等．2000-2015年中国肿瘤登记地区胃癌发病趋势及年龄变化［J］.实用肿瘤学杂志，2020，34（1）：1-5.

第四节　泌尿系统病症

一、概述

泌尿系统由肾脏、输尿管、膀胱和尿道组成。其中，肾脏是维持机体内环境相对恒定的重要器官之一。肾脏通过尿液的生成与排出，可以排出机体的大部分代谢终产物以及体内的异物；调节细胞外液和渗透压；保留体液中的重要电解质如钠、钾、碳酸氢盐、氯离子等，排出氢离子，维持酸碱平衡。

（一）肾脏的生理功能

正常情况下，成年人每天排尿4~6次，多在白天，总量为700~2000ml。尿液的生成主要通过肾小球的滤过、肾小管和集合管的重吸收及分泌3个基本过程完成。人的肾每天生成的肾小球滤过液达180L，而终尿仅为1.5L左右。这表明滤过液中约99%的水被肾小管和集合管重吸收，只有约1%被排出体外。滤过液中的葡萄糖全部被肾小管重吸收回血；钠、尿素等被不同程度地重吸收；肌酐、尿酸和K^+等被肾小管分泌入管腔中。肾小球滤过功能将含氮类废物如尿素、肌酐等排出机体，部分有机酸如马尿酸、苯甲酸、各种胺类及尿酸等，也有一部分经肾小球滤过，但主要是由肾小管分泌排出。近端肾小管主要负责滤过液的重吸收，其中滤过的葡萄糖、氨基酸100%被重吸收，HCO_3^- 90%被重吸收，水、NaCl约70%被重吸收。髓袢也重吸收水和各种电解质，但各段对水和NaCl的重吸收并不呈比例。远曲小管，特别是集合管是尿液最终成分的主要调节场所。这些小管上皮细胞可重吸收 Na^+，排出 K^+，分泌 H^+ 和 NH_4^+，肾素—血管紧张素—醛固酮系统对上述有加强作用。

（二）泌尿系统的常见病症

1.急性肾炎综合征

以突发的血尿、蛋白尿、少尿、高血压及肾功能减退为表现。严重少尿、高血压、肾功能减退者可以伴发充血性心力衰竭、浮肿、水钠潴留及酸碱平衡失调，以及中枢神经系统症状等。如上述症状持续 4~8 周以上，病情不断恶化，则可能发展为急进性肾小球肾炎。

2.肾病综合征

主要表现为浮肿，大量蛋白尿（＞3.5g/d）、低蛋白血症（＜30g/L）、水肿及高脂血症等。

3.高血压

高血压为常见病症之一，可以隐匿存在而直至肾衰竭才被发现，也可发生急性症状，包括头痛、视力模糊、抽搐、心力衰竭等。高血压严重程度与肾脏疾病的严重程度及预后密切相关。由肾脏疾病导致的高血压有两大类：①肾血管病变所致高血压，可发生于单侧或双侧，主干或分支，血压常甚高，主要因狭窄肾动脉分泌过多肾素所致。②肾实质性高血压。

4.无症状性尿异常

常表现为持续性蛋白尿和（或）血尿。无高血压、水肿或氮质血症。不少患者以后出现高血压，肾功能也逐渐减退，最终出现慢性肾衰竭。

5.慢性肾功能衰竭

通常指在相当长的时间内肾小球滤过率已有下降，表现为贫血，夜尿，血肌酐、血尿素氮、血磷升高，血钙下降和双肾体积缩小等。

6. 尿频 – 排尿不适综合征

有尿频、尿急、尿痛等尿路刺激征，可伴脓尿或菌尿等。

7. 肾区疼痛

肾区疼痛通常位于第 12 肋和髂嵴之间的腰部或背部，有时向上腹部放射。凡使肾实质肿胀的任何情况（如急性肾小球肾炎、肾盂肾炎、急性输尿管梗阻）均可引起疼痛。在第 12 肋和腰椎之间形成的肋脊角位的肾区有明显触痛。肾盂或输尿管炎症或急性扩张致腰部和季肋部疼痛，并放射至同侧髂窝，常常还会放射到大腿上部、睾丸或阴唇。疼痛间歇性发生，在两次绞痛发作之间，疼痛并不完全缓解。慢性梗阻常无症状。

（三）肾功能的测定

（1）内生肌酐清除率：反应肾小球滤过率（GFR）。

（2）肾血流测定。

（3）辅助检查：尿液培养、肾盂造影、超声检查、CT 等明确泌尿系统疾病诊断。

二、慢性肾脏病

慢性肾脏病（CKD）是由各种原因引起的肾脏结构损伤和功能障碍，病理损伤、血液或尿液成分异常、影像学检查异常，或不明原因的GFR < 60mL/（min·$1.73m^2$）超过 3 个月。患者常出现贫血、尿量减少、夜尿增加、尿色加深、血尿、蛋白尿、皮肤干燥发痒、下肢水肿、疲劳、体重变化、头痛、高血压、肌肉痉挛、恶心、腰背部疼痛等症状。

（一）流行病学特点

全球疾病负担（GBD）慢性肾脏病协作组对 1990~2017 年全球国家和地区的慢性肾脏疾病的负担进行系统分析得出的研究结果显示：2017 年，全球共有 6.975 亿例 CKD，全球患病率为 9.1%。其中，CKD1~2 期占 5%，第 3 期占 3.9%，第 4 期占 0.16%，第 5 期占 0.07%，透析为 0.041%，肾脏移植为 0.011%。1990 年至 2017 年间，CKD 的全年龄患病率增加了 29.3%，死亡率增加了 41.5%。2017 年，全球有 123 万人死于 CKD，CKD 所致的心血管疾病死亡占总死亡率的 4.6%。2017 年，CKD 导致 730 万人伤残和 2850 万人早死。2017 年，CKD 被列为全球第十二大死亡原因。中国 CKD 患病人数达 1.32 亿，患者数预计占世界人口的 9.1%；女性患病率约是男性的 1.29 倍，而男性的透析和肾移植的发生率是女性的 1.47 倍。

由于 CKD 早期症状不明显，90% 以上的肾病患者不知道自己已经患上了肾病，24.8% 的 CKD 患者首次看病时已经发展成为终末期肾脏病，肾功能正常者仅 33%，肾脏病替代治疗看过肾科医生的不足 50%。有的患者体检时发现尿蛋白、尿潜血，继而出现乏力、恶心等，但一直未重视，也不就医用药，从而在不知不觉中发展成了慢性肾衰尿毒症，只能接受肾移植和肾替代治疗。

（二）发病原因

CKD 的易患因素主要有年龄（如老年）、CKD 家族史（包括遗传性和非遗传性肾病）、糖尿病、高血压、肥胖代谢综合征、高蛋白饮食、高脂血症、高尿酸血症、自身免疫性疾病、泌尿系感染或全身感染、肝炎病毒（如乙型或丙型肝炎病毒）感染、泌尿系结石、尿道梗阻、泌尿系或全身肿瘤、应用肾毒性药物史、心血管病、贫血、吸烟、出生时低体重等。其他危险因素有环境污染、经济水平低、医保水平低、教育水平低等。

（三）临床表现

在 CKD3 期之前，患者可能无任何症状，或仅有乏力、腰酸、夜尿增多等轻度不适；少数患者可有食欲减退、代谢性酸中毒及轻度贫血。CKD3 期以后，上述症状更趋明显，进入肾衰竭期后则进一步加重，有时可出现急性心衰、严重高钾血症、消化道出血、中枢神经系统障碍等，甚至会有生命危险。

（1）胃肠道症状，如食欲不振、恶心、呕吐、口腔有尿味等。

（2）胃与十二指肠炎症、溃疡、出血。

（3）心血管病变可出现心力衰竭。

（4）神经肌肉系统症状。

（5）内分泌功能紊乱。

（四）诊断分期

1. 慢性肾脏病的诊断标准

肾脏结构或功能异常，出现表 5 中任何一项指标，持续时间超过 3 个月。

表5　慢性肾脏病的诊断标准

肾损伤标志	①白蛋白尿［AER ≥ 30mg/24h；ACR ≥ 30mg/g（或 ≥ 3mg/mmol）］
	②尿沉渣异常
	③肾小管相关病变
	④组织学异常
	⑤影像学所见结构异常
	⑥肾移植病史
GFR 下降	GFR < 60mL/（min·1.73m^2）（GFR 分期 G3a~G5 期）

注：至少满足 1 项。AER：尿白蛋白排泄率；ACR：尿白蛋白肌酐比值；GFR：肾小球滤过率。

2. 慢性肾脏病分期

慢性肾脏病根据肾小球滤过率（GFR）分为 5 期（见表 6）。

表6　慢性肾脏病根据 GFR 分期

分期	GFR［mL/（min·1.73m^2）］	描述
G1	≥ 90	正常或增高
G2	60~89	轻度下降
G3a	45~59	轻至中度下降
G3b	30~44	中至重度下降
G4	15~29	重度下降
G5	< 15	肾衰竭

3. 慢性肾脏病的危险分层

影响慢性肾脏病不良预后的因素有肾脏病病因、GFR 分期、尿白蛋白分级、其他危险因素和合并症。慢性肾脏病根据 GFR 分期和白蛋白尿分级进行危险分层，分为低危、中危、高危和极高危（见表 7）。

表 7　慢性肾脏病的危险分层

分期	肾功能	GFR [mL/ (min · 1.73m²)]	尿微量白蛋白肌酐比（mg/g）		
			A1	A2	A3
			正常～轻度增加	中度增加	显著增加
			< 30	30~300	>300
G1	正常或高	≥ 90	低危	中危	高危
G2	轻度减退	60~89	低危	中危	高危
G3a	轻度～中度减退	45~59	中危	高危	极高危
G3b	中度～重度减退	30~44	高危	极高危	极高危
G4	重度减退	15~29	极高危	极高危	极高危
G5	肾衰竭	< 15	极高危	极高危	极高危

（五）中医对慢性肾脏病的认识

1. 慢性肾脏病的病因病机

慢性肾脏病是肾脏系统的慢性综合性病理改变，因为具有不同发展期，病情轻重程度不同，所以表现出的病症不同。根据其症状体征可归属于中医"水肿""腰痛""尿血""淋证"等范畴。若根据该病进展阶段可归为中医"肾风""关格""肾劳""溺毒"等范畴。其主要病机为本虚标实，本虚在肾，可伴有脾、肺、肝功能虚损，其中以脾、肾虚损为主；标实指一些致病因素和病理产物，如风、寒、湿、热、瘀，其中风邪、湿热、瘀血影响最大。

（1）正虚邪入：《素问·刺法论》曰："正气存内，邪不可干。"《灵枢·百病始生》云："风雨寒热，不得虚，邪不能独伤人。卒然逢疾风暴雨而不病者，盖无虚，故邪不能独伤人，此必因虚邪之风，与其身形，两虚相得，乃客其形……"《素问·评热病论》曰："邪之所凑，其气必虚。"临床上，肾脏病的常见病因有：风、寒、湿、热等六淫邪气侵袭导致感冒、发热、咽炎、肺炎、肠炎、皮肤疮毒等病症，诱发或加重肾病；长期高蛋白、高脂肪饮食导致肾脏负担过重；压力过大、劳累过度、生活不规律、精神紧张等诱发肾脏疾病发生；食物、药物、花粉和虫咬等引起的过敏反应也可导致肾病，如紫癜性肾炎等。

（2）正邪相争：《素问·阴阳应象大论》曰："邪风之至，疾如风雨，故善治者治皮毛，其次治肌肤，其次治筋脉，其次治六腑，其次治五脏，治五脏者，半死半生也。"肾病初期，病尚在皮毛、肌肤、筋脉、六腑阶段就应积极治疗。病深入脏，发为肾劳、水肿病，症状多端，病情更为复杂加重。因此，早期发现、早期治疗对肾脏病的治疗非常重要。《素问·五常政大论》云："大毒治病，十去其六；常毒治病，十去其七；小毒治病，十去其八；无毒治病，十去其九；谷肉果菜，食养尽之，无使过之，伤其正也。"有些药物会损伤肾气，引发肾炎，因此在临床中要掌握肾的生理、病理和药物的性能特点，忌伤害、克伐肾气。

（3）正虚邪持：《素问·六节藏象论》曰："肾者，主蛰，封藏之本，精之处也。"《素问·阴阳应象大论》曰："阴阳者，天地之道也，万物之纲纪，变化之父母，生杀之本始，神明之府也，治病必求于本。"肾功能以肾元为物质基础，肾中元阴、元阳既来源于先天父母，又依赖于后天水谷之精和五脏六腑之精的充养而保持旺盛。肾元衰竭，阴阳失衡，肝调节、脾运转、肺输布气、血、津、液功能失调，可导致水饮、痰湿、瘀血、毒浊等病邪壅滞机体，发为水肿、血证、溺毒。

（4）正虚邪进：肾元衰竭致劳。《素问·通评虚实论》曰："精气夺则虚。"《素问·六微旨大论》曰："虚者，血气之空虚也；损者，脏腑之损坏也。"《素问·宣明五气篇》云："久视伤血，久卧伤气，久坐伤肉，久立伤骨，久行伤筋，是谓五劳所伤。"根据《黄帝内经》《金匮要略》和《诸病源候论》中关于虚劳、虚损和肾劳的论述，可将慢性肾衰竭的中医病名定为"肾劳"，伤甚为虚、虚极为劳。本病缠绵难愈，病情是否发展的关键在于正气与邪气的斗争结果。正胜则邪退，邪气由深出浅，由里及表，病情转轻；反之则加重。因此中医临床诊疗的关键是以顾护正气为本，审证求因，紧扣病机，辨证（症）施治。

2. 中医情志与慢性肾脏病

恐伤肾：恐惧、惊恐的情绪，或对结果无法选择的情绪可对肾功能产生影响。

（1）对藏精、主水、主纳气、主生殖功能的影响：肾的主要生理功能为藏精，主生长发育与生殖；肾具有内分泌激素的功能，调节生殖、血压等。肾主水，主要是指肾中精气的气化功能，输布和排泄体内津液，维持体内津液代谢平衡；过滤血液中杂质，维持体液和电解质平衡，最后产生尿液，经由后续管道排出体外。肾主纳气，是指摄纳肺所吸入的清气，防止呼吸表浅，保证体内外气体的正常交换。肾的纳气功能，实际上就是肾闭藏作用在呼吸运动中的具体表现。

惊恐伤肾，即当人恐惧过度时，会损耗肾的精气。《灵枢·本神》有言："恐惧而不解则伤精，精伤则骨酸痿厥，精时自下。"肾其志在恐，长期恐惧则伤肾。恐则气下，是指恐惧过度，可使肾气不固，气泄而下，表现为哮喘、遗尿、遗精、胎堕、不孕不育等。

（2）对肾主骨生髓，肾为"作强之官，伎巧出焉"功能的影响：肾作强，主身体支撑。对应的是无法要强、压力大支撑不了、没骨气、后悔、顶不住、没能力、无奈等情绪。肾主技巧，即肾主骨生髓通于脑，具有技巧和灵活能力。对应的是自己没办法，束手无策，拿不出好主意；认为别人不灵活、太笨，自己的好方法不被人采用；别人使坏伤害自己；给别人出坏主意等情绪。肾主选择，即有正确选择有用和没用的能力。对应的是自己无法选择，选择错了而造成损失，被迫只有一种选择；没选择好，把有用的东西损失浪费掉而产生的情绪，会影响血尿、尿蛋白等。

内在的恐惧表现为外在的小心翼翼、努力工作、谨慎维护人际关系、希望所有事情都能够朝自己期望的方向发展等。内在的恐惧会使人形成焦虑、自卑等情绪，这些情绪会不断向身体发出信号，长此以往，肾脏就会因为长时间不堪重负而出现问题，甚至丧失功能。

（六）情志疗法调理慢性肾脏病症状

1. 两性情感关系形成的情绪伤害导致肾脏疾病

肾在人体器官中代表情感链接关系，在情感关系中最为重要也是最难处理的是婚姻关系。大多数人都是怀着对婚姻的憧憬、对幸福的美好追求而步入婚姻殿堂的。谁也不希望在婚后生活中闹矛盾、与自己的爱人感情破裂，甚至离婚。但现实中的婚姻却经常出现摩擦，发生各种矛盾，婚姻问题成为当今社会的重大问题。

人在过往经历中经受身体或情感伤害时所形成的情绪，如果当时没有得到及时清除和释放，就会成为细胞记忆存储在人的心智中，随时作用于人的生活，消耗人的生命能量。这会造成生命能量的缺失或不足，更多地会表现为向对方索取，而一旦对方能量缺失或需要得到、增加、获取能量时，就会形成争夺与争执，也就导致亲密关系中的"错位"。

肾是两性的联结，所以肾脏问题也会由在情感关系上有所隐瞒的情结所引发。无论患肾病的是男性还是女性，大多数人内心都有一个该了未了的链接情结关系，如果是 12 岁以下的孩子，通常与父母有关，孩子的状况是父母的心灵"显示器"。这些链接关系大多都有美好的回应，这些人都是有情有义、有责任感的人，只不过在过往的岁月中，内心深处有过一段挥之不去的美好记忆，又无法在生活中实现过往的诉求，从而会形成病症。

2. 部分情绪与肾脏病症的对应关系

（1）曾经有过情感经历，久久不能忘怀，有割舍不断链接的情绪。

（2）在情感上产生的怀念、思念、隐瞒、失望、沮丧、悔恨、憎恨、压抑、委屈、忧伤等情绪。

（3）把其他人看得比自己重要，过度关爱、保护、忍受别人的过程中所产生的情绪。

（4）女性与母亲链接关系缺失，对母亲产生的怨气、怒气、隐私等情绪。

3. 案例举例

案例一

一位工作很努力、很有声望的 42 岁男士，每周都要做肾透析。在回顾生活事件时，他讲起了自己大学毕业时的女朋友。当时，对方希望他到自己的老家生活，而他想留在北京打拼，二人争吵之下分了手。后来，他在父母的撮合下结婚了，但是妻子与他的思想层次差距很大，每当出现矛盾时他都会想起之前的女朋友。再后来，更是得知前女友的生活很不如意，会受到家暴，并且离婚了，每当想到这些他都十分后悔。通过情志疗法将当下的思念、悔恨情绪有效释怀后，这位男士压抑在心中多年的内疚、自责和担心终于放下了。从当下的思念与悔恨情绪出发，帮助他走出情绪困扰，从而改善了身心健康。

案例二

一位 45 岁女士，平时与丈夫十分恩爱。但她在一次出差时，酒后与别人发生了一夜情。这件事情让她非常后悔和内疚，不久之后就患上了肾炎。经过情志疗法释怀了压抑很久，既不能对自己亲人讲，又不敢找外人倾诉的情绪，这位女士的身体有了明显好转。

案例三

一位 42 岁女士，自小离家，少壮努力，中年成就一番事业，但是几次恋爱都以对方出轨而告终，她备受打击又无法找到原委，常常感到有自责、伤心、憎恨，不到中年就查出患有肾衰竭。通过情志疗法的引导，她回忆起自己小时候的生活非常没有安全感，一想起就会紧张。那时父母经常吵架，每次吵架父亲动手打了母亲后就会摔门而出，一天不回家。母亲伤心几天后又开始讨好父亲。幼年经历让她对感情非常敏感纠结，身体也不堪重负。通过情志疗法的引导，找到了她在成长过程中几个不同时期因被迫无奈选择而带来的思念、失望、憎恨、忧伤等情绪，并进行了有效释放。经过几次调理后，她的身体有了明显好转。

按语：肾病的发生通常与情感问题有关。以上案例中，包括对此前情感关系难以割舍而带来的后悔与自责；不符合伦理道德的关系发生后，对心理造成强烈的悔恨、愧疚冲击而不能释怀；成长中对父母情感关系的敏感纠结和对自身情感关系的失望。这些对情感关系的情绪，往往都包含着悔恨，容易造成对肾脏的情绪负担。

参考文献

［1］ 姚泰. 生理学［M］. 北京：人民卫生出版社，2000.

［2］ Mark H. Beers. 默克诊疗手册［M］. 北京：人民卫生出版社，2000.

［3］ 孙柯. 梅长林全球慢性肾脏病患病率评估的局限性［J］. 中国临床医学，2017，24（06）：958-963.

［4］ 刘宇，刘孜卓，刘笑然. 慢性肾脏疾病治疗［J］. 中国药物与临床，2021，21（07）：1100-1102.

［5］ National Kidney Foundation. A to Z health guide：about chronic kidney disease.［EB/OL］.［2018-2-8］https://www.Kidney.org/atoz/content/

Aboutchronic kidney disease.

［6］ Boris Bikbov，Caroline A Purcell，Andrew S Levey，et al. Global，regional，and national burden of chronic kidney disease，1990-2017：a systematic analysis for the Global Burden of Disease Study 2017［J］. The Lancet，2020，395（10225）.

［7］ 上海慢性肾脏病早发现及规范化诊治与示范项目专家组，高翔，梅长林. 慢性肾脏病筛查诊断及防治指南［J］. 中国实用内科杂志，2017，37（01）：28-34.

［8］ 谢帆，刘叶，凌鑫隆，等. 中医药治疗慢性肾病临床研究进展［J］. 新中医，2019，51（11）：23-26.

第五节　内分泌及代谢病症

一、概述

人体依赖神经系统、内分泌系统和免疫系统的相互配合和调控，使全身各器官系统的活动协调一致，共同担负起机体的代谢、生长、发育、生殖、运动、衰老和病态等生命现象。内分泌系统除其固有的内分泌腺，如垂体、甲状腺、甲状旁腺、肾上腺、性腺和胰岛外，还有分布在心、肺、肝、胃肠、肾、脑的内分泌组织和细胞。它们分泌的激素，可通过血液传递（内分泌），也可通过细胞外液局部或邻近传递（旁分泌），乃至所分泌的物质直接作用于自身细胞（自分泌），更有细胞内的化学物直接作用在自身细胞称为胞内分泌。内分泌系统辅助神经系统将体液性信息物质传递到全身各细胞组织，包括远处的和相近的靶细胞，发挥其对细胞的生物作用。激素要在细胞发挥作用，必须能够识别微量激素的受体，并在与激素结合后，改变受体的立体构象，进而通过第二信使在细胞内进行信号放大和转导，促进蛋白合成，酶促反应，表达其生物学活性。

我国古代医书早有关于糖尿病（消渴）、甲状腺肿（瘿瘤）、性腺功能减退症、侏儒等内分泌系统疾病的详细记载。

二、糖尿病

糖尿病（DM）是一种由遗传和环境因素相互作用而引起胰岛素分泌不足或胰岛素抵抗，最终导致糖类、脂肪和蛋白质代谢紊乱，出现以慢性高血糖为主要临床表现的代谢综合征，按照发生机制的不同主要分为 1 型糖尿病（T1DM）和 2 型糖尿病（T2DM）。糖尿病可引起多系统损害，导致眼、肾、心脏、血管、神经等组织的慢性进行性病变，引起功能缺陷及衰竭，病情严重或应激时可发生急性代谢紊乱，例如酮症酸中毒、高渗性昏迷等。

（一）流行病学特点

根据国际糖尿病联盟（IDF）数据显示，2017 年，全球约有 4.51 亿成人患有糖尿病，患病率约为 8.8%；约有 3.74 亿的人糖耐量异常，其患病率约为 7.7%。截至 2013 年，中国糖尿病患病率约为 10.9%，其中男性为 10.2%，女性为 11.1%；约有 3.88 亿人患有前驱糖尿病，总患病率为 35.7%。

（二）病因

目前，许多研究发现糖尿病的发生主要和遗传、生活方式和社会等因素有关，如年龄、糖尿病家族史、超重或肥胖、膳食结构、缺乏运动、吸烟、饮酒、不合理用药、精神紧张、感染、高血压、高脂血症、教育程度、经济水平等。

（三）临床表现及并发症

1.临床表现

（1）多饮、多尿、多食和消瘦：严重糖尿病患者可出现典型的"三多一少"症状，多见于 1 型糖尿病。发生酮症或酮症酸中毒时，"三多一少"症状更为明显。

（2）疲乏无力、肥胖：多见于 2 型糖尿病。2 型糖尿病发病前常有肥胖，若不及时诊断，体重会逐渐下降。

2. 并发症

（1）急性并发症：糖尿病酮症酸中毒、高渗性昏迷、感染（肺部、皮肤、生殖器、尿路）、脓毒症、败血症等。

（2）慢性并发症：①大血管病变：动脉粥样硬化、下肢动脉病变引起下肢疼痛、间歇性跛行、坏疽等。②微血管病变：糖尿病肾病、视网膜病变、心肌病等。

（3）神经病变：周围神经炎，肢端感觉异常、疼痛，甚至肌肉萎缩、瘫痪，胃肠神经功能紊乱等。

（4）糖尿病足：疼痛、溃疡、坏疽等。

（四）临床诊断

糖尿病的临床诊断应依据静脉血浆血糖，而不是毛细血管血糖检测结果。空腹血浆葡萄糖，或75g葡萄糖耐量试验（OGTT）后的2h血浆葡萄糖值，可单独用于流行病学调查或人群筛查。理想的调查是同时检查空腹血糖及OGTT后2h血糖值。

目前国际通用的诊断标准和分类是WHO（1999年）标准。糖代谢状态分类、糖尿病诊断标准见表8、表9。

1. 糖代谢状态分类

表8　糖代谢状态分类

糖代谢分类	静脉血浆葡萄糖（mmol/L）	
	空腹血糖	糖负荷后2h血糖
正常血糖	< 6.1	< 7.8
空腹血糖受损（IFG）	≥ 6.1，< 7.0	< 7.8
糖耐量异常（IGT）	< 7.0	≥ 7.8，< 11.1
糖尿病	≥ 7.0	≥ 11.1

注：IFG和IGT统称为糖调节受损，也称糖尿病前期。

2. 糖尿病的诊断标准

表 9　糖尿病的诊断标准

诊断标准	静脉血浆葡萄糖（mmol/L）
随机血糖，加上典型糖尿病症状	≥ 11.1
空腹血糖，加上典型糖尿病症状	≥ 7.0
葡萄糖负荷后 2h 血糖（OGTT），加上典型糖尿病症状	≥ 11.1
OGTT 血糖，无典型糖尿病症状者，需改日复查确认	≥ 11.1

注：（1）空腹状态指至少 8h 没有进食热量。随机血糖指不考虑上次用餐时间，一天中任意时间的血糖，不能用来诊断空腹血糖异常或糖耐量异常。

（2）典型糖尿病症状：烦渴多饮、多尿、多食、不明原因的体重下降。

3. 糖尿病的临床分类

按病因糖尿病主要分为 1 型糖尿病、2 型糖尿病、特殊类型糖尿病（遗传、内分泌、药物、感染等病变引起）和妊娠期糖尿病 4 种类型。

（五）临床控制

1. 糖化血红蛋白指标

糖化血红蛋白（HbA1c）在临床上已作为评估长期血糖控制情况的金标准，也是临床决定是否需要调整治疗方案的重要依据。标准 HbA1c 检测方法的正常参考值为 4%~6%（见表 10）。在治疗之初建议每 3 个月检测 1 次，一旦达到治疗目标可每 6 个月检测 1 次。对于患有贫血和血红蛋白异常疾病的患者，HbA1c 的检测结果是不可靠的。

表 10　糖化血红蛋白（HbA1c）与平均血糖关系对照表

HbA1c（%）	平均血浆葡萄糖水平［mmol/L（mg/dL）］
6	7.0（126）
7	8.6（154）
8	10.2（183）
9	11.8（212）
10	13.4（240）

HbA1c（%）	平均血浆葡萄糖水平［mmol/L（mg/dL）］
11	14.9（269）
12	16.5（298）

　　HbA1c 是反映长期血糖控制水平的主要指标之一。对大多数非妊娠成年 2 型糖尿病患者而言，合理的 HbA1c 控制目标为 < 7%。更严格的 HbA1c 控制目标（如 < 6.5%，甚或尽可能接近正常）适合病程较短、预期寿命较长、无并发症、未合并心血管疾病的 2 型糖糖尿病患者，其前提是无低血糖或其他不良反应。相对宽松的 HbA1c 目标（如 < 8.0%）可能更适合有严重低血糖史、预期寿命较短、有显著微血管或大血管并发症，或有严重合并症、糖尿病病程很长，尽管进行了糖尿病自我管理教育、适当的血糖监测、接受有效剂量的多种降糖药物包括胰岛素治疗，仍很难达到常规治疗目标的患者。

2. 糖尿病的控制标准

表 11　中国 2 型糖尿病综合控制目标

指标		控制目标
血糖	空腹	4.4~7.0
	非空腹	< 10.0
糖化血红蛋白（%）		< 7.0
血压（mmHg）		< 130/80
总胆固醇（mmol/L）		< 4.5
高密度脂蛋白胆固醇（mmol/L）	男性	>1.0
	女性	>1.3
三酰甘油（mmol/L）		< 1.7
低密度脂蛋白胆固醇（mmol/L）	未合并动脉粥样硬化性心血管疾病	< 2.6
	合并动脉粥样硬化性心血管疾病	< 1.8
体质指数		< 24.0

　　注：1mmHg=0.133kPa；血糖指毛细血管血糖。

（六）中医对糖尿病的认识

糖尿病的常见症状有多饮、多尿、乏力、消瘦或尿有甜味，属于中医"消渴"范畴。

《素问·奇病论》中首先提出消渴之名。根据病机及症状的不同，《黄帝内经》里还有消瘅、肺消、膈消、消中等名称的记载，认为五脏虚弱、过食肥甘、情志失调是引起消渴的原因，而内热是其主要病机。唐代王焘的《外台秘要·消中消渴肾消》中最先记载了消渴小便甜，并以此作为判断本病是否治愈的标准，同时论述了"焦枯消瘦"是本病的临床特点。东汉著名医家张仲景在《金匮要略》中将消渴分为 3 种类型，即渴而多饮者为上消，消谷善饥者为中消，口渴、小便如膏者为下消，并最早提出白虎加人参汤、肾气丸、文蛤散等治疗方药。

在并发症方面，隋代巢元方的《诸病源候论·消渴候》中明确指出了本病易发痈疽和水肿。金代刘完素在《宣明论方·消渴总论》中有进一步的论述，言消渴"可变为雀目或内障"。元代张子和的《儒门事亲·三消论》也云："夫消渴者，多变聋盲、疮癣、痤痱之类。"其又云："或蒸热虚汗，肺痿劳嗽。"唐代孙思邈的《备急千金要方》中强调生活调摄对消渴的治疗意义，首次提出节制饮食、劳欲者"虽不服药而自可无他"。

消渴的病因多是由先天禀赋不足、饮食不节、情志失调、劳倦内伤等导致。消渴病机主要在于阴津亏损、燥热偏盛，阴虚为本，燥热为标。病位在肺、胃、肾。病性属虚实夹杂。肺为水之上源，敷布津液，燥热伤肺，则津液不能敷布而直趋下行，随小便排出体外，故小便频数量多；肺不布津则口渴多饮。胃主腐熟水谷，脾主运化，为胃行其津液。燥热伤脾胃，胃火炽盛，脾阴不足，则口渴多饮，多食善饥；脾气虚不能转输水谷精微，则水谷精微下流注入小便，则小便味甘；水谷精微不能濡养肌肉，则形体日渐消瘦。

肾为先天之本，寓元阴元阳，主藏精。肾阴亏虚则虚火内生，上燔心肺则烦渴多饮，中灼脾胃则胃热消谷。肾失濡养，开阖固摄失权，则水谷精微直趋下泄，随小便而排出体外，故尿多味甜。消渴病日久，阴损及阳，肾阳虚、脾阳虚较为多见。严重者可因阴液极度耗损，虚阳浮越，而见烦躁、头痛、呕恶、呼吸深快等症，甚则出现昏迷、肢厥、脉细欲绝等阴竭阳亡危象。病久入络，血脉瘀滞于耳目，可并发内障、雀目、耳聋等；燥热内结，脉络瘀阻，毒蕴成脓，可发为疮疖痈疽；血脉瘀滞可致胸痹，脑脉闭阻或血溢脉外可发为中风等。

（七）情志疗法调理糖尿病症状

1. 人体血糖代谢的意义和病理

目前对糖尿病的治疗以控制血糖为目标，让患者控制糖的摄入。但是，糖对人体来说是非常重要的。健康人每天的食物如米饭、馒头、水果、鱼肉等都含有糖分。这些糖分中的 20%~40% 会被人消耗掉，多余的糖分一部分会转化成脂肪，另一部分会转化成氨基酸，并以这两种形式储存在身体里面。当人体饥饿、能量不够时，脂肪和氨基酸就会重新转化成糖，给人体及时提供能量。

人体是一个精巧的系统，有着非常合理与科学的平衡方式。人体具有多种独立的血糖转化循环：①血糖—脂肪—血糖；②血糖—氨基酸—血糖；③血糖—氨基酸—脂肪—血糖；④血糖—氨基酸—蛋白质—氨基酸—血糖；⑤血糖—氨基酸—蛋白质—氨基酸—脂肪—血糖。从这 5 大循环能看到，人吃进去的糖不仅可以提供身体必需的能量，更能提供氨基酸和蛋白质，是人体提高抵抗力最重要的物质来源。因为人体大多免疫蛋白都是由氨基酸组成的，氨基酸的多少决定了人体抵抗力的强弱。蛋白质是组成人体的"一砖一瓦"，一个人是否健康，蛋白质是很重要的评价标准。

正常人的身体只要血糖超过 6.0mmol/L，多余的糖分就会被转化成脂肪或者氨基酸，但糖尿病患者丧失了血糖的一部分转化功能，当其血糖已经超过了 6.0mmol/L，而多余的糖分却无法顺利转化，便会导致血液中糖分过高。简单地说，糖尿病就是身体的"化糖"功能出了问题。因此人体出现血糖升高，不应该只着眼于血糖指标，而是应该正视身体化糖功能的问题。

当饮食转化成人体可以利用的能量——血糖后，就需要胰岛素来维持体内血糖的稳定。从病理学角度来说，糖尿病的产生缘于人体胰岛素的分泌不足，或是因为人体细胞膜上的接收器降低了对胰岛素的接收而导致细胞无法吸收利用血液中的葡萄糖，最终造成血糖升高。因此，现代糖尿病的治疗通常是让糖尿病患者定期进行血糖监控并定时服用降糖药。但是，患者由此只能通过药物来控制血糖，却无法根治由于这种病而产生的多种并发症的慢性病痛。

无论是 1 型糖尿病还是 2 型糖尿病，均属于代谢性疾病。从动力学上看，既然有"代谢"，就意味着有运行和替换。运行、替换是动态的，糖尿病病理就是因代谢淤堵而未能得到好的替换。"代谢淤堵"常由脂肪淤堵引起，从而导致糖及其他营养成分难以进入细胞组织。

因为脂肪具备不易水溶分解且"低温淤滞"难以运行流通的特点，所以脂肪一多，就会淤堵在毛细血管的"瓶颈"中，一旦热量（体温）与动能（震动）不足，细胞就难以吸收毛细血管里的养分了。于是，尽管其"上游"血中的脂肪和糖很多，但因毛细血管淤堵，"下游"细胞则处于"干涸"状态，正如上游的肥水总灌溉不到下游的田里一样。也就是说，正因为脂肪先"堵"了，糖也就进不到细胞组织里，于是便滞留在血中，导致血中的脂肪和糖不断升高，从而引发糖尿病和高脂血症。

2. 精神、情绪与糖尿病的关系

人体有着极强的自愈能力，可以很好地维持自身的健康和平衡，但前提是必须顺应内在的精神。只有内在的精神愉悦了，才能源源不断地唤醒身体细胞的活力。因为对于物质的身体而言，起主导作用的是人内在的精神。当人内在的心境、状态与自然的生命法则相悖时，身体就会以疾病的形态呈现。所以，糖尿病患者要面对的真正问题是"你的内在怎么了？"只有找到内在的源头，才能从根本上消除病患，获得健康。

糖尿病患者都有想要控制事情却控制不了的情绪。有的人想要控制孩子，让孩子接受自己的想法，按照自己的方式学习生活；有的人看到股票一路下跌，很想控制资金的运转，但什么也改变不了；有的人面对企业效益下滑，想力挽狂澜，但最终无法控制局面；有的人希望控制配偶，让配偶事事都按照自己的意愿去行动……不少人在不断地奋斗和努力之后，事业刚有起色，眼看着自己追求的一切就要实现了，却患上了糖尿病，免不了会有伤感，叹息为什么自己的身体还没来得及享受好不容易获得的一切，反而生起病来。其实外在物质的富足并不一定能让人获得精神的愉悦，只有使人内在的精神得到不断的滋润，身体才会越来越健康。病是一种经历，从中可以看到自己的控制心态和控制不住后的失落。

3. 部分情绪与糖尿病症状的对应关系

（1）有想控制局面、控制进程、控制下滑等想法，产生的着急心切、焦虑不堪、烦躁、恐慌、委屈、生气等情绪。

（2）认为自己有本事、有能耐、有主见，自己做得很对，觉得自己为别人付出很多却没有得到回报、好心没有好报，认为看错了人等委屈、生气、压抑的情绪。

（3）期盼一切都好，希望所有人都能接受自己，想达到所盼望的目标又很担心的情绪。

4. 案例举例

案例一

一位男士，48岁，一年多前体检发现患上了糖尿病。通过情志疗法引导他回顾曾经发生的有控制情绪的经历。很快他就想起在体检前一年，曾经试图控制某一区域市场但是最终没控制住的经历。经过情绪释放后，他的血糖有所下降。

案例二

一位62岁的女士，有7年糖尿病病史。在情志疗法调理过程中，当问她有什么想控制而控制不了的事情时，她马上想到了孩子这些年接手了自己的公司，之后很少和她谈公司的事情。因为她很想知道企业的运营情况却无法得知，所以产生了为孩子担心的情绪和怕孩子生意做大了不能把控的情绪。通过调理后，她糖尿病的症状得到明显缓解。

按语：糖尿病的发生与强烈的控制情绪有关，当事情超出了自己的控制范围，朝着与自己预期相反的方向急转直下时，就会引发体内"化糖"能力的急剧变化。对于糖尿病患者来说，学会接受生活中发生的变化，放弃对人、事、物的强烈控制，才能改变自己的代谢功能，实现体内顺畅循环。

参考文献

［1］叶任高. 内科学［M］. 北京：人民卫生出版社，2000.

［2］甘婷. 糖尿病发生影响因素及其分子机制研究［D］. 兰州大学，2020.

［3］Cho N H，Shaw J E，Karuranga S，et al. IDF Diabetes Atlas：Global estimates of diabetes prevalence for 2017 and projections for 2045［J］. Diabetes Res Clin Pract，2018，138（2）：71-81.

［4］Wang L，Gao P，Zhang M，et al. Prevalence and Ethnic Pattern of Diabetes and Prediabetes in China in 2013 [J] . JAMA. 2017, 317（24）: 2515-23.

[5] Ma R C W. Epidemiology of diabetes and diabetic complications in China [J] . Diabetologia, 2018, 61（6）: 1249-60.

[6] 国家卫生健康委员会 . 中国居民营养与慢性病状况报告（2015 年）[M]. 北京: 人民卫生出版社, 2015.

[7] GBD 2015 Mortality and Causes of Death Collaborators. Global, regional, and national life expectancy. all cause mortality, and cause specific mortality for 249 causes of death, 1980-2015: a systematic analysis for the Global Burden of Disease Study 2015. Lancet. 2016; 10053（388）: 1459-1544.

[8] 中国疾病预防控制中心 . 中国死因监测数据集 2016 [M]. 北京: 中国科学技术出版社, 2017.

[9] 中华医学会糖尿病学分会 . 中国 2 型糖尿病防治指南（2017 年版）[J]. 中国实用内科杂志, 2018, 38（04）: 292-344.

[10] 张伯礼, 吴勉华 . 中医内科学 [M]. 北京: 中国中医药出版社, 2017.

三、甲状腺病症

甲状腺疾病是最常见的内分泌疾病之一，占患病人群的 20%~50%。可分为甲状腺功能异常（甲状腺功能亢进症、甲状腺功能减退症）、甲状腺炎症（自身免疫甲状腺炎、亚急性甲状腺炎）和甲状腺肿瘤（甲状腺结节、甲状腺癌）等。

（一）甲状腺的结构与功能

甲状腺是人体最大的内分泌腺，位于甲状软骨下方、气管的两旁，由中央的峡部和左右两个侧叶构成，形似蝴蝶，犹如盾甲。甲状腺的主要功能是合成、贮存和分泌甲状腺素，通过下丘脑—垂体—甲状腺轴反馈调节系统，维持人体的正常生长、发育和代谢。

甲状腺素是一类叫作含碘酪氨酸的有机结合碘，分四碘甲状腺原氨酸（T_4）和三碘甲状腺原氨酸（T_3）两种。释放入血的甲状腺素与血清蛋白结合，其中 90% 为 T_4，10% 为 T_3。甲状腺素的主要作用包括：①增加全身组织细胞的氧消耗及热量产生；②促进蛋白质、碳水化合物和脂肪的分解；③促进人体的生长发育及组织分化。

甲状腺素的产生和分泌需要垂体前叶分泌的促甲状腺素（TSH）。TSH直接刺激和加速甲状腺分泌和促进甲状腺素合成，而甲状腺素的释放又对TSH起反馈性抑制作用。TSH的分泌除受甲状腺素反馈性抑制的影响外，主要受下丘脑促甲状腺激素释放激素（TRH）的直接刺激，从而形成了一个下丘脑—垂体—甲状腺轴反馈调节系统。此外，甲状腺本身还有一个能改变甲状腺素产生和释放的内在调节系统。当血浆中无机碘含量升高时，能刺激甲状腺摄碘及其与酪氨酸结合而生成较多的甲状腺素，但当血浆无机碘蓄积到一个临界值后，便发生碘与酪氨酸结合进行性抑制，促使甲状腺素合成与释放降低。甲状腺通过上述调节控制体系维持正常的生长、发育与代谢功能。

（二）流行病学特点

一项全国调查数据显示，我国18岁以上成年人的甲状腺疾病总体患病率高达50%。甲状腺功能异常的患病率达15.17%，其中亚临床甲状腺减退症的患病率最高为12.93%；甲状腺自身抗体阳性率为14.19%；甲状腺结节的患病率为20.43%；甲状腺肿大的患病率为1.17%。甲状腺癌发病率为20.1%，甲状腺癌的死亡率为2.9%，甲状腺癌已经跃居女性所有癌症发病率排序的第4位，城市女性癌症排序的第3位。甲状腺病症患病率都表现出女性显著高于男性及随着年龄的增长而增加的特点。

（三）临床分类

1. 单纯性甲状腺肿

（1）病因：合成甲状腺素（TH）的必需原料碘缺乏；TH合成或分泌障碍；机体对TH的需要量增加。

（2）临床症状：甲状腺常呈轻度或中度弥漫性肿大，表面平滑，质地较软，无压痛。肿大的甲状腺对周围器官的压迫，出现咳嗽、气促、吞咽困难、声音嘶哑等症状。

（3）实验室检查：甲状腺功能正常。

2. 甲状腺功能亢进症

（1）病因：甲状腺素分泌异常增多，引起全身代谢亢进。

（2）临床症状：甲状腺呈弥漫性、对称性肿大，随吞咽上下移动，质软无压痛，左右叶上下极有震颤，听诊收缩期血管杂音为特征性表现，伴发突眼、胫前黏液性水肿，基础代谢率和神经兴奋性增高，表现为心悸、脉率增快及脉压增大、两手颤动、怕热、皮肤潮湿多汗、食欲亢进却消瘦、性情急躁、容易激动、乏力、易疲劳、失眠。

（3）实验室检查：促黄体生成素（LH）明显升高，TSH显著降低，FT_3、FT_4、TT_3、TT_4升高；甲状腺摄碘率3小时＞25%，24小时＞45%，高峰前移。

3. 甲状腺功能减退症

（1）病因：TH合成、分泌或生物效应不足所致的一种内分泌疾病。原发性甲状腺功能减退症90%以上系肿瘤、炎症、外伤、放射等引起甲状腺组织被破坏造成合成分泌减少所致；继发性甲状腺功能减退症，系垂体或下丘脑疾病致TSH不足而发生。

（2）临床症状：甲状腺呈萎缩性改变，甚而发育不全或缺失，常查见大小不等的结节。临床根据年龄不同可发生克汀病及黏液水肿病症。

克汀病（呆小病）： 主要由于地方性缺碘，在胎儿和婴儿期从母体获得或合成甲状腺素不足或缺乏，导致生长发育障碍。临床表现为大脑发育不全、智力低下、表情痴呆、愚钝颜貌、骨形成及成熟障碍，四肢短小，形成侏儒。

黏液水肿： 多由于少年及成人甲状腺功能低下，组织间质内出现大量类黏液（氨基多糖）积聚所致。临床上可出现怕冷、嗜睡、月经不规则，动作、说话及思维减慢，皮肤发凉、粗糙及非凹陷性水肿等。

（3）实验室检查：LH减少，TSH升高，FT_3、FT_4、TT_3、TT_4降低，甲状腺摄碘率降低。

4. 甲状腺炎

亚急性甲状腺炎

（1）病因：病毒引起的炎症性改变。

（2）临床症状：甲状腺不对称性肿大、硬且痛，喉痛、颈痛，向患侧耳颞部放射，低热（37.8~38.3℃），血沉增快。比其他甲状腺疾病患者更乏力、疲劳。本病属自限性疾病，数月可好转。甲状腺摄碘率显著降低。

慢性淋巴细胞性甲状腺炎

（1）病因：自身免疫因子引起腺体淋巴细胞浸润的慢性甲状腺发炎，是甲状腺肿合并甲状腺功能减退最常见的原因。

（2）临床症状：无痛性甲状腺肿大或结节、坚实、较正常甲状腺硬，咽喉胀满，基础代谢率低，甲状腺摄碘率减少，TSH 增高。血清中可检出抗甲状腺球蛋白抗体、抗甲状腺微粒体抗体及抗甲状腺细胞表面抗体等多种抗体。

5. 甲状腺肿瘤

甲状腺腺瘤

（1）病因：甲状腺滤泡上皮发生的一种常见良性肿瘤。

（2）临床症状：颈部出现圆形或椭圆形结节，多为单发。组织学上腺瘤有完整包膜，周围组织正常，分界明显，稍硬，表面光滑，无压痛，随吞咽上下移动。大部分患者无任何症状。腺瘤生长缓慢。甲状腺瘤引起甲状腺功能亢进症的发生率约为 20%，恶变发生率约为 10%。

甲状腺癌

（1）病因：是最常见的甲状腺恶性肿瘤，约占全身恶性肿瘤的 1%。除髓样癌外，绝大部分甲状腺癌起源于滤泡上皮细胞。

（2）临床症状：甲状腺内发现肿块，质地硬而固定，表面不平，与周围器官粘连，腺体在吞咽时上下移动性小。局部淋巴结肿大，或对周围器官压迫产生声音嘶哑、呼吸、吞咽困难，交感神经受压引起 Horner 综合征，侵犯颈丛出现耳、枕、肩等处疼痛，以及局部淋巴结和远处器官转移等。

（四）情志疗法调理甲状腺病症

1. 中医对甲状腺病症的认识

甲状腺疾病是以颈前喉结两旁结块肿大为主要临床特征的一类病症，属于中医学"瘿病"范畴，又名瘿气、瘿瘤。

早在战国时期，《庄子·德充符》就有"瘿"的病名记载。隋朝巢元方的《诸病源候论·瘿候》曰："诸山水黑土中出泉流者，不可久居，常食令人作瘿病，动气增患。"《济生方·瘿瘤论治》云："夫瘿瘤者，多由喜怒不节，忧思过度，而成斯疾焉。大抵人之气血，循环一身，常欲无滞留之患，调摄失宜，气凝血滞，为瘿为瘤。"指出瘿病的病因主要是水土因素及情志内伤。

《圣济总录·瘿瘤门》云："石瘿、泥瘿、劳瘿、忧瘿、气瘿是为五瘿。石与泥则因山水饮食而得之，忧、劳、气则本于七情。"从病因角度对瘿病进行了分类。宋朝陈言的《三因极一病证方论·瘿瘤证治》从瘿病的形态特征及发病机制方面提出，瘿病可分为石瘿、肉瘿、筋瘿、血瘿、气瘿。

唐朝孙思邈的《备急千金要方》和王焘的《外台秘要》对含碘药物及用甲状腺作脏器疗法已有相当认识，记载了数 10 个治疗瘿病的方剂，其中常用的药物有海藻、昆布、羊靥、鹿靥等。

明朝李时珍的《本草纲目》明确指出黄药子有凉血降火、消瘿解毒的功效。明朝陈实功的《外科正宗·瘿瘤论》指出，瘿瘤主要由气、痰、瘀壅结而成，采用的主要治法是行散气血、行痰顺气、活血散坚，该书所载的海藻玉壶汤等方，至今仍为临床所习用。

清朝沈金鳌的《杂病源流犀烛·颈项病源流》指出，瘿又称为瘿气、影袋，多因气血凝滞，日久渐结而成。

瘿病的病因多为情志内伤、饮食失节、水土失宜、体质因素等。瘿病的基本病机是气滞、痰凝、血瘀壅结颈前。肝郁则气滞，脾伤则气结，气滞则津停，脾虚则酿生痰湿，痰气交阻，血行不畅，日久成瘀，则气、血、痰壅结而成瘿病。本病的病位在心、肝、脾。瘿病日久，热入于厥阴之脉，损伤心肝，出现心悸、烦躁、脉数等症。病性以实证居多，久病由实致虚，临床可见气虚、阴虚等虚候或虚实夹杂之候。

2. 甲状腺病症形成的情绪因素

甲状腺有问题的人在颈部会出现淤堵状况，而造成淤堵很常见的原因就是有对应的情绪。

甲状腺疾病患者多是女性和偏内向的人。人有"七情"，即喜、怒、忧、思、悲、恐、惊，如果人的七情太过，就会对气血和脏腑的正常功能产生很大的影响。如在强烈或长期持久的情志刺激下，人体的生理、脏腑气血功能就会发生紊乱，从而导致疾病发生。也就是说，情志不遂是影响身心健康、导致疾病发生的重要因素。

此外，甲状腺功能紊乱还会导致心脏病，尤其以心力衰竭最为常见，因而临床上常见甲状腺疾病被误诊为心脏疾病的情况发生。甲状腺分泌的甲状腺激素有控制心脏活动的功能，对心脏跳动、心脏收缩、血液循环都有调节作用。

因甲状腺激素异常增高而导致甲状腺功能亢进症，会引起心动过速和房颤等心脏异常，并且会加速心力衰竭。

3. 部分情绪与甲状腺病症的对应关系

（1）与同辈人如亲人、爱人、闺蜜间的委屈、窝囊、生闷气、压抑等情绪。

（2）女性与母亲、男性与父亲较劲、生闷气产生的情绪。

4. 案例举例

案例一

2018 年 3 月 15 日，50 岁的麦女士在当地医院检查出甲状腺两侧叶非称性肿大，左侧叶最大结节约 4×3mm，右侧叶最大结节约 32×16mm。通过情志疗法调理发现，她因为家庭环境艰苦，为了家庭和谐默默背负了很多责任，但是妹妹非但不理解自己，反而有很多的不满。麦女士一直努力控制自己的情绪，这些情绪日积月累后在身体中形成了淤堵。再次调理时，她又想到与哥哥之间的矛盾和委屈。经过两次调理后，2018 年 5 月 14 日，她再次到同一家医院做同样的检查，超声提示甲状腺左侧叶未见肿块。

案例二

一位 50 多岁患有甲状腺疾病的外籍女士特地从美国来调理身体。通过情志疗法对其进行情绪处理时，她表示与姐妹关系不好，尤其是面对姐姐的强势，自己感到很压抑，也很委屈。经过情绪释放后，她的甲状腺病症开始好转。

案例三

2019 年，患有甲状腺疾病的刘女士嗓子嘶哑，完全说不出话来。通过情志疗法进行情绪处理时，她很快回忆起在人生经历中有过两件羞愧的事情都和颈部有关。通过引导释放情绪后，没过多久她的嗓子就能发音了。后续又释放了对于姐姐又爱又恨的情绪，对单位领导的怨恨和对父母、公婆的内疚等情绪，她的病症得到了有效缓解。

按语： 生气所产生的情绪会在身体的相应部位形成能量淤堵。甲状腺疾病大多是因为与亲属较劲、放不下而导致的。不同国家和地区的人，也许肤色不同、文化不同、表达方式不同，但是身体的运转原理是一样的。只要有某种情绪，日积月累就会导致某种疾病。这些年，笔者在世界各地为不同患者进行情志疗法调理时，都取得了不错的效果，这也说明了情绪对身体的作用对所有人都是一样的。

参考文献

［1］ 滕卫平. 甲状腺疾病诊治现代进展［J］. 中国实用内科杂志，2019，39（4）：311.

［2］ 吴在德. 外科学［M］. 北京：人民卫生出版社，2000.

［3］ Li Y，Teng D，Ba J，et al. Efficacy and safety of longterm universal saltiodization on thyroid disorders：epidemiological evidence from 31 provinces of mainland China［J］. Thyroid，2020，30（4）：568-579.

［4］ Teng W，Shan Z，Teng X，et al. Effect of iodine intake on thyroid diseases in China［J］. N Engl J Med，2006，354（26）：2783-2793.

［5］ Shan Z，Chen L，Lian X，et al. Iodine status and prevalence of thyroid disorders after introduction of mandatory universal salt iodization for 16 years in China：a cross sectional study in 10 cities［J］. Thyroid，2016，26（8）：1125-1130.

［6］ Chen W，Zheng R，Baade PD，et al. Cancer statistics in China，2015［J］. CA Cancer J Clin，2016，66（2）：115-132.

［7］ Wang D，Li D，Guo X，et al. Effects of sex，age，sampling time，and season on thyroid-stimulating hormone concentrations：a retrospective study［J］. Biochem Biophys Res Commun，2018，506（3）：450-454.

［8］ 郑荣寿，孙可欣，张思维，等. 2015 年中国恶性肿瘤流行情况分析［J］. 中华肿瘤杂志，2019，41（1）：19-28.

［9］ 叶任高. 内科学［M］. 北京：人民卫生出版社，2000.

［10］张伯礼，吴勉华. 中医内科学［M］. 北京：中国中医药出版社，2017.

第六节　神经系统病症

一、概述

头痛、头晕、失眠、疲乏、意识障碍、背痛、麻木、无力等感觉异常都是常见的神经系统病症。全身其他系统的既往病史如酒精中毒、癌肿、血管性疾病、自身免疫性疾病等，常能引起神经障碍，家族史有助于揭露一些家族性代谢疾病和变性疾病。

神经系统疾病检查常见的有精神状态、颅神经、运动系统（如肌力、运动协调、站立姿势与步态的检查）、感觉、反射、自主神经系统及脑血管等。在确定神经系统疾病诊断后，要明确病变的定位，是在肌肉、周围神经，还是脊髓或脑部。

二、失眠

失眠是以频繁而持续的入睡困难或睡眠维持困难，导致睡眠时间和（或）质量不足，并影响日间社会功能的病症。

（一）流行病学特点

有研究表明，30%~35% 的人群存在一过性失眠症状，其中，10% 的人群符合慢性失眠障碍的临床诊断。中国睡眠研究会于 2017 年发布的《中国青年睡眠现状报告》显示，我国 10~45 岁的人群中，76% 的受访者表示入睡困难，45.8% 的受访者睡眠表浅，早晨醒来过早占 28.5%，28.1% 的受访者难以入睡，一觉睡到天亮者只有 11%。而在 2018 年发布的《中国睡眠诊疗现状调查报告》的数据显示，我国睡眠障碍患者有五六千万人，就诊患者却不足 2%，治疗状况更不容乐观。

（二）病因及发病机制

1. 病因

失眠的原因从医学和心理学的角度大致可分为以下几种。

（1）精神障碍：如抑郁障碍、焦虑障碍、恐惧症、精神分裂症等。

（2）心理社会因素：如家庭婚姻、升学就业、晋升、子女教育等问题；重大事件的心理创伤；对失眠的恐惧；某些个性特点等。

（3）生物钟紊乱：如熬夜、时差、倒班等。

（4）某些药物、食物（茶、咖啡、酒等）和环境变化。

（5）其他疾病：如一些躯体疾病和脑部疾患。

2. 发病机制

目前比较能被医学界接受的说法有过度觉醒假说和 3P 假说。过度觉醒假说认为，失眠是一种过度觉醒的障碍，患者皮质和皮质下某些脑区存在结构、功能和代谢异常，这些脑区主要包括杏仁核、海马体、扣带回、岛叶、额叶、顶叶，体现在躯体、情感、认知的不同水平上，并且不仅是夜间睡眠的缺失，还包括横跨 24 小时的个体高觉醒状。3P 是指易感因素、促发因素、持续因素，三种因素累积超过了发病所需要的阈值则会导致失眠的发生和维持。其中易感因素包括年龄、性别、遗传及性格特征等，使个体对失眠易感；促发因素包括生活事件及应激等，引起失眠的急性发生；维持因素包括对短期失眠所导致的不良睡眠行为（如延长卧床时间）和由短期失眠所导致的焦虑、抑郁症状等，使失眠得以持续。

其他还有刺激控制假说、认知假说和快速眼动睡眠不稳定假说等。

（三）分类及临床表现

1. 失眠的分类

2014 年发布的《国际睡眠障碍分类第三版》（ICSD-3）将失眠分为慢性失眠障碍（CID）、短期失眠障碍（STID）和其他失眠障碍（OID）。短期失眠指病程在 4 周至 3 个月之间；长期慢性失眠指日间功能损害每周至少出现 3 次，至少持续 3 个月。

2. 失眠的临床表现

（1）睡眠过程的障碍：表现为入睡困难、睡眠质量下降和睡眠时间减少。①睡眠潜入期：入睡时间超过30分钟。②睡眠维持：夜间觉醒次数超过2次或凌晨早醒。③睡眠质量：多噩梦。④总睡眠时间：少于6小时。

（2）日间认知功能障碍：常表现为日间嗜睡、精神不振、全身不适感、头痛、对声音或灯光敏感、焦虑不安、反应迟缓、注意力不集中或记忆障碍，以及社交、家务、职业或学习能力损害等。

（3）大脑边缘系统及其周围的自主神经功能紊乱：心血管系统表现为胸闷、心悸、血压不稳定，周围血管收缩扩展障碍；消化系统表现为便秘或腹泻、胃部闷胀；运动系统表现为颈肩部肌肉紧张、头痛和腰痛。情绪控制能力减低，容易生气或者不开心；男性容易出现阳痿，女性常出现性功能减低等。

（4）其他系统症状：容易出现短期内体重降低，免疫功能减低和内分泌功能紊乱。

（四）情志疗法调理失眠障碍

1. 病因病机

失眠属于中医学"不寐"范畴。其主要表现为睡眠时间、深度不够，轻者入睡困难，或寐而不酣、时寐时醒，或醒后不能再寐，重则彻夜不寐。

正常睡眠依赖于人体的阴平阳秘、脏腑调和、气血充足、心神安定。不寐的病因病机为思虑过度，内伤心脾；或过度房劳、体虚，精亏阴伤，阴虚火旺；或受大惊大恐，心胆气虚，因瘀血阻络导致心神失养；或宿食停滞化为痰热，扰动胃腑；或情志不舒，气郁化火；或因心火偏亢，导致脏腑、气血、阴阳平衡失调，水火不济，心肾不交，神志不宁而发为本病。病位在心、肝、胆、脾、胃、肾。

2. 情志因素

中医学认为，不寐是由于情志所伤、肝气郁结、心火偏亢、气滞血瘀、痰火内扰、胃气不和等导致的。俗话说"日有所思，夜有所想"，人们对白天想不通、想不明白的事情，到晚上还会继续想，如果总是想不完、想不开，就会形成忧思，为思所困，以致胡思乱想。最终思虑过重，造成失眠。

3. 部分情绪与失眠的对应关系

（1）遇到事情想不开、想不明白。遇到不顺利的事情，认为是别人给自己造成的，想有好的结果，但总是事与愿违。

（2）对自己做的事不认可，怀疑自己做的事会对别人造成伤害或影响。

（3）做了不该做的事，怕被人知道、被人发现，怕有不好的结果。

（4）对心爱、心仪、想得到的人、事、物产生的想法、思念、担心、害怕、恐惧、怀疑、嫉妒、愤恨、恼怒、失落等情绪。

4. 案例举例

一位54岁的中年男士常年失眠，服用安眠药的剂量不断增加。经过询问了解到，他的孩子6年前因为疲劳驾驶出了车祸，他的内心非常后悔。当时他的儿子白天工作很忙、很累，但是他没有注意到，还催着儿子马上开车去为他办事情。儿子在路上因为太累打了个盹，就与另一辆车相撞了。说出了对儿子的愧疚、悔恨、思念和爱后，他的内心平静了很多，感觉头部很久没有这样轻松了。当天晚上，他睡得很好，此后失眠也明显得到了缓解。

按语： 失眠在很多人看来是小事，其实不然。它会给人带来很多影响，如烦躁、精神不振、郁郁寡欢等问题。但只要找到失眠的情绪根源，通过情志疗法释放情绪，就能够较为有效地解决失眠问题，提高睡眠质量，保证身体健康和心情愉快。

参考文献

［1］郝伟，陆林. 精神病学第8版［M］. 北京：人民卫生出版社，2018.

［2］王东岩. 中西医结合睡眠医学概要［M］. 北京：人民卫生出版社，2020.

［3］姚树桥，杨艳杰. 医学心理学第7版［M］. 北京：人民卫生出版社，2018.

［4］张伯礼，吴勉华. 中医内科学［M］. 北京中国中医药出版社，2017.

三、头痛

头痛是指额、顶、颞及枕部的疼痛，可见于多种疾病，大多无特异性，往往影响功能活动，但很少危及生命。头痛可以是原发的疾病，如偏头痛、丛集性头痛或紧张型头痛，也可以是一些疾病的继发症状，如全身感染发热性疾病往往伴有头痛。反复发作或持续的头痛可能是某些器质性疾病的信号，应认真检查，明确诊断，及时治疗。

（一）病因及发病机制

（1）血管因素：各种原因引起的颅内外血管收缩、扩张以及血管受牵引或伸展（颅内占位性病变对血管的牵引、挤压）。

（2）脑膜受刺激或牵拉。

（3）具有痛觉的脑神经（5、9、10 三对脑神经）和颈神经被刺激、挤压或牵拉。

（4）头、颈部肌肉收缩。

（5）五官和颈椎病变。

（6）生化因素及内分泌紊乱。

（7）神经功能紊乱。

（二）临床表现

（1）头痛伴剧烈呕吐者为颅内压增高，头痛在呕吐后减轻者见于偏头痛。

（2）头痛伴眩晕者见于小脑肿瘤、椎基底动脉供血不足。

（3）头痛伴发热者常见于感染性疾病，包括颅内或全身性感染。

（4）慢性进行性头痛出现精神症状者应注意颅内肿瘤。

（5）慢性头痛突然加剧并有意识障碍者提示可能发生脑疝。

（6）头痛伴视力障碍者可见于青光眼或脑肿瘤。

（7）头痛伴脑膜刺激征者提示有脑膜炎或蛛网膜下腔出血。

（8）头痛伴癫痫发作者可见于脑血管畸形、脑内寄生虫病或脑肿瘤。

（9）头痛伴神经功能紊乱症状者可能是神经功能性头痛。

（三）原发性头痛的分类

1. 偏头痛

头痛持续 4~72 小时，呈搏动性，剧烈程度中至重度，单侧性，用力活动后头痛加重，伴恶心、呕吐、畏光、畏声或畏嗅。只需具备以上 3 或 4 项症状就可诊断为偏头痛。偏头痛可发生在任何年龄，但通常在 10~40 岁之间发病，女性多于男性。在 50 岁以后，头痛常部分或完全缓解。50% 以上的患者有偏头痛家族史。

2. 丛集性头痛

头痛持续 15~180 分钟，程度剧烈，单侧性，位于眶周和（或）颞部，一天发作可以多达 8 次，而且至少伴有以下一项征象：流泪、红眼、鼻塞、面部出汗、眼睑下垂或瞳孔缩小。男性患丛集性头痛较女性更为常见。激发因素包括饮酒、睡眠以及气压改变。

3. 紧张性头痛

头痛持续 30 分钟至 7 天，非搏动性，剧烈程度轻至中度，双侧性，用力活动不会加重头痛，不伴有恶心、呕吐、畏光、畏声或畏嗅。可以说，紧张性头痛是头颅痛觉过敏的一种状态，伴有内源性疼痛调节的减弱和疼痛增强作用的强化。

（四）中医对头痛的认识

头痛以头部疼痛为主要症状，可发生在前额、两颞、颠顶、枕项或全头等部位，头痛较甚者可伴见恶心、呕吐、畏光、烦躁等症。一般起病较急，病势较剧，呈掣痛、跳痛、灼痛、重痛或痛无休止，且有外感史，并伴外感表证者，为外感头痛；一般起病缓慢，反复发作，病程较长，呈胀痛、刺痛、空痛、昏痛或隐痛，多无外感史者，为内伤头痛。外伤性头痛多有头部外伤史。

头痛病名、病因病机的论述首载于《黄帝内经》。《素问·风论》云："风气循风府而上，则为脑风。"《素问·五脏生成》曰："头痛颠疾，下虚上实，过在足少阴、巨阳，甚则入肾。"这些论述奠定了头痛的理论基础。东汉时期，张仲景在《伤寒论》中论述了太阳、阳明、少阳、厥阴头痛的经络辨证治疗。李东垣的《兰室秘藏·头痛门》将头痛分为外感和内伤两类，并补充了太阴、少阴头痛，主张分经用药，如"太阳头痛，恶风脉浮紧，川芎、羌活、独活、麻黄之类为主"。朱丹溪的《丹溪心法·头痛》提出头痛"如不愈各加引经药"。明代王肯堂对头痛、头风诊治提出新的见解。《证治准绳·头痛》云："浅而近者名头痛，其痛猝然而至，易于解散速安也；深而远者为头风，其痛作止不常，愈后遇触复发也。"清代王清任倡导瘀血之说，发明血府逐瘀汤治疗头痛顽疾。至此，中医对头痛的认识已日趋丰富和完善。

头痛的病因一般可分为外感、内伤两类。病机为感受风、寒、湿、热等六淫之邪，上犯颠顶，阻遏清阳；或内伤诸疾，导致脏腑功能失调，气血逆乱，痰瘀阻窍；或外伤久病，导致气滞血瘀或气血亏虚，脑脉失养，皆可引发头痛。病位在脑，常涉及肝、脾、肾诸脏。外感头痛一般起病较急，痛势剧烈，病程较短，多属实证，预后较好。内伤头痛多因脏腑功能失调所致，常起病较慢，痛势较缓，病程较长，临床有实证、虚证，且虚实在一定条件下可相互转化。若头痛日久不愈，则可由实转虚或见本虚标实、虚实夹杂证候。内伤头痛还常常因情志、劳倦、饮食等诱因而反复发作，缠绵不愈。各种头痛若迁延不愈，可致久病入络，多见于本虚标实之瘀血头痛。

（五）情志疗法调理头痛

1.中医情志与头痛

内伤头痛的发生与肝、脾、肾三脏密切相关。因于肝者，或系情志不遂，肝失疏泄，郁而化火，上扰清空，多见头胀痛。

2.头痛形成的情绪因素

人内在的情绪变化所引起的头部供血障碍，可导致头痛。如当人们遇到比较麻烦的人或事时常会说"这事真让人头痛""你真让我头痛"等。当人在说这类话时，这种内在的感觉很容易快速转成身体的病症——头痛。头痛代表这个人很可能正被一些事情困扰着，对事情想不开、想不通、想不明白或越想越生气、越想越后悔、越想越害怕。当人们为了止痛去看医生或不断吃止痛药时，也应该深入自己的内在去探寻生活中遇到了哪些让自己头痛的情绪。

3.部分情绪与头痛对应的关系

（1）对上级、长辈、领导、害怕的人、比自己有能力的人、高处的物体或凶猛的动物等产生的过急、气愤、怨恨、恐惧、较劲、紧张的情绪。

（2）对某件事情犹豫不决、拿不定主意、想不出办法、不知所措，对别人、社会、事物总爱找对错的情绪。

（3）自尊心强、好面子，以及为丢面子的事生气、怨恨的情绪。

（4）对已经发生的事情总是耿耿于怀、想不开、想不明白，或认为自己有道理、自己做得对而产生委屈、憎恨、怀恨在心等情绪。

4. 案例举例

张先生，39岁。头痛30年，去医院检查一直找不到病因，尝试了很多方法都没有明显改善，只好每天服止痛药。他幼年时，家里常发生不愉快的事情。每当这种时候，他就会经常失眠，后来头痛次数逐渐增多，一头痛就习惯性地服用止痛药。而且，他的心脏部位也经常感到压抑，整天唉声叹气，过得非常不开心。他平时很少和别人交谈，也不敢和别人说太多话。通过情志疗法，从头痛入手，找到他早年记忆中父母常常为了一些琐碎小事而争吵甚至动手打架的回忆。他是家里唯一的男孩，所以父母对他倍加关爱。他的内心很矛盾，特别是面对母亲的强势，会感到害怕和恐惧。当释放出多年来内心对父母闹矛盾的害怕恐惧、不知所措的感受，以及想到父母闹矛盾就头痛的情绪后，他顿时感到后背发热，头部变得轻松，心脏部位也非常舒畅。自此，他多年的头痛病症逐渐缓解。

按语：头痛是一种常见病症，但当发展为常年头痛或规律性头痛时，就需要特别注意其背后的情绪因素。通过向前追溯，发现最早导致头痛的生活事件或问题，能够从根源上改变头痛症状。而且，与头痛相关联的其他身心症状，如心脏问题、失眠问题，也会得到一定的缓解。

<h2 style="text-align:center">参考文献</h2>

［1］陈文彬，潘祥林. 诊断学［M］北京：人民卫生出版社，2008.
［2］Mark H. Beers. 默克诊疗手册［M］. 北京：人民卫生出版社北京，2000.
［3］张伯礼，吴勉华. 中医内科学［M］. 北京：中国中医药出版社，2017.

四、脑卒中

脑卒中是一种严重影响人类健康与生命的脑血管疾病，主要分为缺血性脑卒中和出血性脑卒中。脑的供应动脉狭窄或闭塞可引起缺血性脑卒中，严重者可导致死亡。出血性脑卒中多发于50岁以上高血压动脉硬化患者，是高血压患者死亡的主要原因。脑卒中通常会造成不同程度的功能障碍，如感觉和运动功能障碍、言语或交流障碍、认知功能障碍、情感和心理障碍、吞咽障碍等。

（一）流行病学特点

脑卒中已成为世界范围内第二大致死和致残的原因，每年有超过 1300 万新发病例，且近年来缺血性脑卒中的发病率在青壮年人群（18~50 岁）中显著增加。根据 1990~2015 年间全球神经系统疾病的负担报告，男性在脑卒中的发病率、死亡率、伤残调整寿命年均高于女性。

根据《中国脑卒中防治报告 2019》显示，我国 ≥ 40 岁的居民脑卒中标化患病率已经由 2012 年的 1.89% 上升至 2018 年的 2.32%，推算 ≥ 40 岁的居民脑卒中现患人数为 1318 万。在中国，每年有超过 200 万的脑卒中新发病例。临床数据显示，我国急性脑卒中患者发病住院后 1 个月的病死率在 3%~5%，住院后 3 个月的病死率约为 9.0%，而其对应的残疾率更高。脑血管病是我国成年人致死和致残的首位原因，呈现出高发病率、高致残率、高死亡率、高复发率、高经济负担五大特点。

（二）病因分类及临床表现

1. 缺血性脑卒中

缺血性脑卒中的发病率高于出血性脑卒中，占脑卒中总数的 60%~70%。颈内动脉和椎动脉都可出现闭塞和狭窄，年龄多在 40 岁以上，男性较女性多。颈内动脉或椎动脉狭窄和闭塞的主要原因是动脉粥样硬化。本病根据脑动脉狭窄和闭塞后，神经功能障碍的轻重和症状持续时间，可分为 3 种类型。

（1）短暂性脑缺血发作（TIA）：颈内动脉缺血表现为突然肢体运动和感觉障碍、失语、单眼短暂失明等，少有意识障碍。椎动脉缺血表现为眩晕、耳鸣、听力障碍、复视、步态不稳和吞咽困难等。症状持续时间短，可反复发作，甚至一天数次或数十次。可自行缓解，不留后遗症。脑内无明显梗死灶。

（2）可逆性缺血性神经功能障碍（RIND）：症状与 TIA 基本相同，但神经功能障碍持续时间超过 24 小时，有的患者可达数天或数十天，最后逐渐完全恢复。脑部可有小的梗死灶，大部分为可逆性病变。

（3）完全性卒中（CS）：症状较 TIA 和 RIND 严重，不断恶化，常有意识障碍。脑部可有明显的梗死灶。神经功能障碍长期不能恢复，完全性卒中又可分为轻、中、重 3 种类型。

2. 出血性脑卒中

出血是因粟粒状微动脉瘤破裂所致，多位于基底节壳部，可向内扩延至内囊部。随着出血量的增多形成血肿，破坏脑组织，其周围脑组织水肿压迫邻近组织，甚至发生脑疝。出血沿神经束扩散使其分离，导致神经纤维的生理性传导中断，这种功能障碍在超早期清除血肿后可能得以恢复。脑干内出血，出血破入脑室，则病情严重。既往有高血压动脉硬化史，突然出现意识障碍和偏瘫者可诊断。

出血性脑卒中分为三级：Ⅰ级，轻型，表现为意识尚清或浅昏迷，轻偏瘫；Ⅱ级，中型，表现为完全昏迷、完全性偏瘫、两瞳孔等大或仅轻度不等；Ⅲ型，重型，表现为深昏迷、完全性偏瘫及去脑强直，双瞳散大，生命体征明显紊乱等。

（三）中医对脑卒中的认识

脑卒中属于中医"中风"范畴，是以半身不遂、肌肤不仁、口眼歪斜、言语不利，甚则突然昏仆、不省人事为主要表现的病证。因其发病骤然，变化迅速，有"风性善行而数变"的特点，故名中风。中风又分为中经络和中脏腑。

春秋战国时期，有关本病始称"仆击""偏枯""薄厥""大厥"，认为本病发生与虚邪外袭、膏粱饮食、情绪失控等有关。如《灵枢·刺节真邪》云："虚邪偏客于身半……发为偏枯。"《素问·通评虚实论》云："仆击、偏枯……肥贵人则膏粱之疾也。"《素问·生气通天论》云："大怒则形气绝，而血菀于上，使人薄厥。"其病机乃"血之与气，并走于上"所致，预后多不良，如《素问·调经论》云："血之与气，并走于上，则为大厥。厥则暴死。气复反则生，不反则死。"东汉时期，张仲景的《金匮要略·中风历节病脉证并治》始有"中风"病名及专篇，对中风的病因病机、临床特征、诊断和治疗有了较为深入的论述。就病因学发展而言，唐宋以前，多以"内虚邪中"立论，如《金匮要略·中风历节病脉证并治》认为"夫风之为病，当半身不遂"，"络脉空虚，贼邪不泻"，并有"邪在于络""邪在于经"和"邪入于腑""邪入于脏"之分类。

李中梓的《医宗必读》又将中风重证分为闭证和脱证。清代医家叶天士、沈金鳌、尤在泾、王清任分别提出了"水不涵木""因痰而中""肝风内动""气虚血瘀"等中风的病因、病机及治法。近代医家张伯龙、张山雷、张锡纯进一步认识到本病的发生主要是肝阳化风、气血上逆、直冲犯脑。现在对中风的诊断、治疗、康复、预防等方面逐步形成了较为规范的方法，疗效也有了较大提高。

中风的病因常为内伤积损、情志过极、饮食不节、体态肥盛引起。病机为虚气留滞，或肝阳暴涨，或痰热内生，或气虚痰湿，引起内风旋动，气血逆乱，横窜经脉，直冲犯脑，导致血瘀脑脉或血溢脉外，发为中风。

中风急性期，以半身不遂、口眼歪斜、肌肤不仁为主症而无神昏者，为病中经络，伤及脑脉，病情较轻；初起即见神志昏蒙或谵语者，为病中脏腑，伤及脑髓，病情较重。若见猝然昏倒、不省人事、肢体拘急等中脏腑者，属中风闭证；若阴竭阳亡，阴阳离决，出现口开目合、手撒肢冷、气息微弱等中脏腑者，属中风之脱证。这些都是中风的重证，可危及患者生命。中风后可因气郁痰阻而出现情绪低落、寡言少语等郁证之象，也可因元神受损而并发智能缺损或神呆不慧、言辞颠倒等中风神呆表现，还可因风阳内动而出现发作性抽搐、双目上视等痫证表现。

中风病位在脑，涉及心、肝、脾、肾等多个脏腑。本病的病机演变常见于本虚标实之间。急性期以风、火（热）、痰、瘀为主，常见风痰上扰、风火相扇、痰瘀互阻、气血逆乱等"标"实之象。恢复期及后遗症期则以虚中夹实为主，多见气虚血瘀、阴虚阳亢，或血少脉涩、阳气衰微等"本"虚之征。

（四）情志疗法调理脑卒中症状

1. 脑卒中与情绪的关系

情绪激动是脑卒中的重要诱发因素。愤怒、忧郁、焦虑、生气可引起神经调节失常，或导致脑血管收缩，人体血液供应失衡，出现脑卒中。

脑血栓是缺血性脑卒中的表现之一。一项临床实验证明，脑血栓的发病原因与人内在情绪有着密切的关系。美国心脑血管疾病的医学专家就情绪对脑血栓等心脑血管疾病的影响进行了研究，为此他们还专门做了情绪对脑血栓形成概率影响的实验。

实验挑选了 100 位平均年龄在 44.6 岁的未患有脑血栓的高危人士，又选了 100 位平均年龄在 54 岁的脑血栓患者。为了保证实验的准确性，所有人的饮食、作息习惯、用药情况都基本相同，将这 200 人分成两组开始跟踪观察，一组是情绪容易激动、低落、忧愁、郁闷的人，另一组则是情绪比较平和、乐观、开朗的人。经过长期的跟踪对比后，发现结果差异非常明显：之前没有患脑血栓的易发人群中，情绪忧愁低落者患脑血栓的比例是那些性格开朗者的6倍；在已患有脑血栓的人群中，性格开朗乐观者有80%的患者恢复得很好。与之相反的是，那些整天情绪低落的脑血栓患者几乎没有好转。

2. 部分情绪与脑卒中的对应关系

（1）爱较劲，爱激动，爱管闲事，看不惯别人，为了一些事情耿耿于怀，每每想起就会愤怒、生气。

（2）总认为自己的观点对，看不上比自己年轻或自认为没有自己有能力的领导，在家或者在单位做了不心甘情愿的事情，心里不服也不愿意做。

（3）自己有能力，也很能干，但爱逞强；对别人不服气；在社会、单位、家庭中都想表现自己。

3. 案例举例

案例一

张先生，46岁。患脑血栓5年，平时靠轮椅代步，左手紧握成拳放在胸口，像是随时要与别人战斗的样子。这些表示他的内心曾经遇到过令自己极为愤怒的事情。10年前，他在外企担任中方经理，喜欢上一位女士。但董事长却捷足先登，迎娶了这位女士，并在企业经营不善时去了美国。张先生继续在国内努力打拼，企业状况开始好转的时候，董事长又回到中国，而且处处为难他。于是他内心充满了愤怒、生气、委屈的情绪，一怒之下想痛打那位董事长，结果倒地送医，被诊断为脑血栓。经过情绪释放后，他内心恢复平静，回看自己的生活经历，感到可笑与无知，之后发现右手可以抬起到左手的位置，并慢慢打开了5年来一直紧握着放在胸口的左手，症状得到缓解。

案例二

一位女士46岁，右边身体麻木，走路艰难，右脚无法抬起，右手也只能艰难地抬起一点，需要家人搀扶挪动脚步，说不出话，只能发出婴儿般"呀呀"的语音。她的丈夫解释说，自己在几年前借给亲戚5万元做生意，但是这位亲戚一直没有还钱，妻子知道后多次为此生气发火，在一次大怒后躺倒在地不起，送到医院被诊断为脑血栓。经过情绪释放与化解，她的右脚可以自主抬起来向前挪动行走。再次进行调理后，可以自己走动，不再需要家人搀扶，并且能说出一些简单的文字来。

按语：脑卒中的发生与突然强烈的情绪反应有关，通常伴有气愤、激动等情绪。病症形成后造成的淤堵比较严重，会导致身体部位不能正常使用，从而影响生活质量。通过对造成强烈情绪反应的事件进行回溯，能够帮助患者快速疏通淤堵的点位，使气血恢复流动，从而带动身体部位恢复正常，极大改善患者的生活质量。

参考文献

［1］ 吴在德. 外科学［M］. 北京：人民卫生出版社，2000.

［2］ Wu S, Wu B, Liu M, et al. Stroke in China：advances and challenges in epidemiology, prevention, and management［J］. Lancet Neurol, 2019, 18（4）：394-405.

［3］ GBD 2016 Dementia Collaborators. Global, regional, and national burden of Alzheimer's disease and other dementias, 1990- 2016：a systematic analysis for the Global Burden of Disease Study 2016［J］. Lancet Neurol, 2019, 18（1）：88-106.

［4］ Lindsay M P, Norrving B, Sacco R L, et al. World Stroke Organization（WSO）：Global Stroke Fact Sheet 2019［J］. Int J Stroke, 2019, 14（8）：806-817.

［5］ Ekker M S, Boot E M, Singhal A B, et al. Epidemiology, aetiology, and management of ischaemic stroke in young adults［J］. Lancet Neurol, 2018, 17（9）：790-801.

［6］ Feigin V L, Abajobir A A. Abate K H, et al. Global, regional, and national burden of neurological disorders during 1990-2015：a systematic analysis for the Global Burden of Disease Study 2015［J］. Lancet Neurol, 2017, 16（11）：877-897.

［7］ 江滨. 脑卒中后并发症流行特征分析及对基层管理优化建议［J］. 中国全科医学，2021，24（12）：1145-1153.

［8］ Todate Y, Uwano I, Yashiro S, et al. High prevalence of cerebral small vessel disease on 7T magnetic resonance imaging in familial hypercholesterolemia. J

Atheroscler Thromb, 2019, 15: 719-725.

[9] 王陇德，刘建民，杨弋，等. 我国脑卒中防治仍面临巨大挑战《中国脑卒中防治报告 2018》概要 [J]. 中国循环杂志，2019，34：105-119.

[10] 张伯礼，吴勉华. 中医内科学 [M]. 北京：中国中医药出版社，2017.

第九章　精神科病症

一、概述

精神障碍是一类具有诊断意义的精神方面问题。其特征为认知、情绪、行为等方面的改变，可伴有痛苦体验和（或）功能损害。如阿尔茨海默病有典型的认知（特别是记忆）方面损害，抑郁症有明显病态的抑郁体验，儿童注意缺陷障碍的主要特征是注意力不集中、多动等。这些认知、情绪、行为的改变会使患者感到痛苦，功能受损或增加患者死亡、残疾等危险性。

传统上，精神障碍根据有无所谓的器质性因素分为器质性精神障碍（如脑炎、慢性脏器衰竭所致的精神障碍）和功能性精神障碍，后者又分为重型精神障碍（又称为精神病性障碍，如精神分裂症）和轻型精神障碍（如焦虑症、应激所致的精神障碍等）。

《2022 国民抑郁症蓝皮书》中显示，我国成人抑郁障碍终生患病率为6.8%，其中抑郁症为 3.4%。目前，我国患抑郁症人数为 9500 万。每年大约有 28 万人自杀，其中 40% 患有抑郁症。我国 18 岁以下抑郁症患者占总人数的 30.28%。可以看出，抑郁症会严重影响个体和家庭的生活质量和生命体验，并且呈高发态势，向年轻化发展。其识别率、治疗率均较低，这是我国精神卫生事业面临的巨大挑战之一。

精神障碍与其他躯体疾病一样，均是生物、心理、社会（文化）因素相互作用的结果。由于社会、经济的发展，以及对精神卫生需求的增加，当前精神病学的服务对象与研究对象已有明显变化，重点从传统的重型精神障碍如精神分裂症，逐渐延伸向轻型精神障碍如焦虑症、抑郁症、强迫症等转变。同时，服务模式也从封闭式管理转向开放式或半开放式管理，而且由于新的精神药物的出现、对康复及复发预防的重视，精神障碍患者的预后已大有改善。

二、抑郁症

抑郁症由多种原因引起，以显著而持久的心境低落、思维迟缓、意志活动减退为主要特征，常表现为兴趣丧失、失眠、食欲减退或缺失、性功能障碍等；其他的认知、行为和社会功能异常如部分患者有明显的焦虑，严重者可出现木僵、幻觉、妄想等精神病性症状，甚至悲观厌世，有自伤或自杀企图和行为。每次发作持续至少 2 周以上，长则数年，多数患者反复发作，每次可自行缓解，部分有残留症状或转为慢性。

（一）流行病学特点

据世界卫生组织统计，全球约有 3.5 亿抑郁症患者。国际精神疾病流行病学联盟对来自美国、欧洲及亚洲共计 10 个国家的 37000 名受试者进行研究调查，发现大多数国家抑郁症的终生患病率在 8%~12%，其中美国为 16.9%，而日本仅为 3% 左右。

马辛等调查了抑郁症在北京市 18 个区县 15 岁以上的 5926 人的患病情况，结果显示抑郁症患者的终生患病率为 6.87%，其中男性患病率为 5.01%，女性患病率为 8.46%。

北京大学第六医院黄悦勤等报道的最新流行病学调查研究结果显示，抑郁症的年患病率为 3.59%。

费立鹏等对中国 4 个省市进行的流行病学调查资料显示，抑郁症的患病率为 2.06%。

自杀是抑郁症患者最为严重的后果之一，有自杀观念及行为的患者占 50%以上，有 10% ~ 15% 的患者最终死于自杀。

世界卫生组织的最新数据显示，一般人群的自杀率为 10.7 人 /10 万人，而抑郁症患者的自杀率显著高于普通人群，约 1/5 的抑郁症患者会以自杀的方式结束生命。

（二）病因及发病机制

抑郁症的病因及发病机制非常复杂，目前尚未完全查明，其可能是生物学因素、心理因素及社会环境因素等共同作用的结果。

1. 生物学因素

研究发现，本病有家族史的患者高达 30%~41.8%，血缘关系越近，患病率越高。抑郁症患者脑部组织液中多巴胺、乙酰胆碱、5-羟色胺等神经递质水平异常。

2. 生活事件与环境应激事件

如意外灾害、亲友亡故、婚姻不良、失业、经济损失、严重躯体疾病等严重的负面生活事件是导致抑郁症的重要因素。

3. 心理学理论

一项对 2000 名成年女性进行的调查研究显示，早年的性虐待或躯体虐待与抑郁、自杀未遂的发生增加显著相关。一项对来自初级保健所的 9460 名成年人进行的回顾性调查显示，早期的负面经历与重性抑郁症的患病率以及终生患病率显著相关，且早期不良经历种类越多，发生重性抑郁症的风险越高，并可使抑郁症患者的发病年龄提前。

（三）临床表现

抑郁症的临床表现主要有核心症状、心理症状、躯体症状。

1. 核心症状

核心症状包括情绪低落、兴趣缺失、精力减退。情绪低落可以从闷闷不乐到悲痛欲绝，悲观、丧失自信或自尊，对前途无望、自身无价值感和无助感（简称"三无"）。兴趣缺失表现为对以前喜爱的活动都失去兴趣，丧失享乐能力。精力减退表现为过度疲乏、打不起精神、行动费劲、语调低沉、行动迟缓，严重者可卧床不起。

2. 心理症状

心理症状包括自责、自罪、自杀观念或行为（简称"三自"）；思维、认知功能受损，轻者影响日常生活、学习、工作，导致质量和效率降低，严重者会闭门独居、疏远亲友、回避社交，甚至发展为不语、不动、不食，称为"抑郁性木僵"。部分患者可见胸闷、心慌、尿频、出汗、坐立不安、手指抓握、搓手顿足或踱来踱去等焦虑症状。严重患者会出现精神病性症状，如被害妄想、没有情感背景的幻听、自知力不完整甚至缺乏，更甚者会完全失去求治愿望。

消极悲观的思想及自责自罪、缺乏自信心可萌发绝望的念头，认为"结束自己的生命是一种解脱""自己活在世上是多余的人"，并会使自杀企图发展成自杀行为。这是抑郁症最危险的症状。

3. 躯体症状

（1）睡眠紊乱：如入睡困难、睡眠浅、早醒（特征性症状）。

（2）消化功能紊乱：食欲下降、胃痛胃胀。

（3）头昏脑胀、周身不适、肢体沉重、心慌气短、不明原因的头身疼痛、性功能减退。

（四）诊断

根据《国际疾病与分类第 10 版》（ICD-10），抑郁症的诊断标准包括 3 条核心症状：①心境低落；②兴趣和愉快感丧失；③导致劳累增加和活动减少的精力降低。7 条附加症状：①注意力降低；②自我评价和自信降低；③自罪观念和无价值感；④认为前途暗淡悲观；⑤自伤或自杀的观念或行为；⑥睡眠障碍；⑦食欲下降。

ICD-11 将抑郁症分为轻度、中度和重度 3 种类型，此外在中、重度的单次、多次抑郁发作中，根据有无精神病性症状进行分类。

1. 轻度抑郁

具有至少 2 条核心症状和至少 2 条附加症状，且患者的日常工作和社交活动有一定困难，对患者的社会功能轻度影响。

2. 中度抑郁

具有至少 2 条核心症状和至少 3 条（最好 4 条）附加症状，且患者的工作、社交或生活存在相当困难。

3. 重度抑郁

具有 3 条核心症状和具备至少 4 条附加症状，且患者的社会、工作和生活功能严重受损。

4. 伴有精神病性症状

符合中、重度抑郁发作的诊断标准，并存在妄想、幻觉或抑郁性木僵等症状。妄想一般涉及自罪、贫穷或灾难迫在眉睫的观念；幻觉多为听幻觉和嗅幻觉，听幻觉常为诋毁或指责性的声音，嗅幻觉多为污物腐肉的气味。诊断抑郁发作时，一般要求病程持续至少 2 周，并且存在具有临床意义的痛苦或社会功能的受损。

（五）情志疗法调理抑郁症

1. 病因病机

抑郁症属于中医学"郁证"范畴，主要以心情压抑、情绪低落、心神不宁、胸部满闷、胁肋胀痛，或烦躁易怒，或悲伤欲哭，或咽中如有异物梗阻等为主要临床表现的一类病证。

清代医家刘默在《证治百问》中说："心虚胆怯而多疑，肾虚失志而自愧，脾虚失意而不乐，肺虚多忧而善悲，若肝虚抑郁而善怒，此皆五脏之神志先虚，神明受病。"《医门法律》曰："忧动于心则肺应，思动于心则脾应，怒动于心则肝应，恐动于心则肾应，此所以五志随心所使也。"因为心主神，为"五脏六腑之大主，精神之舍也"。

郁证多因郁怒、忧思、恐惧等七情内伤，使脏腑气血运行失调，出现湿、痰、热、食、瘀等病理产物阻滞经络，进一步引起五脏虚衰，不能养神，神无所安而出现情志障碍。郁证的病位在心、肝、脾、肺、肾五脏。

2. 情志因素

2016 年 7 月，《大脑、行为和免疫力》期刊公布了一项医学研究成果，即压力大的环境影响抗抑郁药的疗效。这项研究结果发布于 2016 年第 29 届欧洲神经精神药理学会上，引发了大家的广泛讨论。研究证明，单纯依靠服用药物治疗抑郁症是远远不够的，而且没有良好的环境，服用药物反而会适得其反。不良情绪不仅会影响身体，还会对服用药物的疗效产生影响。因为压力大的环境会使患者产生负面情绪，容易使抗抑郁药物产生相反的效果。可见，抑郁症的良好治疗需要把药物治疗与心理调理结合起来。想让抗抑郁药物更好地发挥作用，要先改变抑郁症患者内在的心境。

抑郁症源于人长期受到压抑的情绪，且与童年的成长有很大关系。如果一个人小时候没有得到应有的温暖和关爱，就容易形成孤单和冷漠的性格。从能量上讲，小时候本应得到更多的能量来保证成长中有勇气和自信面对外在的事物，拥有开朗、胆识、魄力等积极的人生态度，而能量的缺失会使人形成恐惧、失落、忧郁等负面情绪。

抑郁症是一种常见的精神疾病，它不是心胸狭窄，也不是品质低劣或意志薄弱，而是一种精神思想的障碍。人在面对这种障碍时，就像一部动力强劲的汽车遇到高墙阻碍，尽管百般努力也还是很难冲过去，即使冲过去了也会导致车损或报废。每个人在成长中都会遇到需求没有得到满足或者心灵受到伤害的事情。有些人可以很好地处理这些障碍，但有些人受到的负面影响过多、过重，就会不断积压在心里，最终造成严重的心智障碍，甚至带来身体的病变。

3. 部分情绪与抑郁症的对应关系

（1）境遇不佳、生活中有矛盾，或发生被别人当众嘲笑、奚落、侮辱等无法回避又无力抗争、难过的事情，无法表达或不知向谁表达，由此产生的压抑、委屈、自责、内疚等情绪。工作、事业、婚姻、财富等方面无法面对或难以面对的事情。

（2）从小在家庭生活中所产生的压抑、委屈，缺乏关爱、鼓励，导致自卑、看不起自己、不爱自己等情绪。

（3）重大的打击、灾难事件，或无法释怀的压力，而形成的委屈、无奈、憎恨、自卑、谴责等情绪。

4. 案例举例

案例一

赵先生，38岁。诊断为抑郁症，治疗予3个月的抗抑郁药。服药后不再忧郁和沮丧，但到了第二年秋天，其抑郁症复发。之后每年都于秋天复发。运用情志疗法引导，发现赵先生存在更早以前的某个秋天日落时痛苦、绝望的细胞记忆。因此，每逢秋天日落黄昏时刻，他就容易"触景生情"，引发不适。当清除了内在的情绪之后，再到秋天时，他的症状得到了明显改善。

案例二

胡女士，44岁。因患有抑郁症而无法胜任单位给予的任务，最后失去了工作。她性格执拗，从小与母亲关系不和，在婚姻问题上更是水火不容。她喜欢的，母亲都反对；母亲看上的，她都不见。36岁嫁给了一位有孩子、年龄与父母同岁的男士，生育孩子两年后却又因感情不和而离婚了。母亲去世时，她恰巧在外地，没能赶上最后的道别。回想过往经历，她内心非常悔恨、自责，常常充满孤独，从而患上了抑郁症。经过情志疗法的调理，她放下了与母亲的心结，重现朗朗笑声。

5. 研究成果

《运用"情志疗法"调理抑郁病症的研究和应用》成功申报 2022 年度中国民族医药学会科研项目（项目编号：2022Z1129-810301），于 2024 年 12 月正式结题。

该研究共开展了三期抑郁症调理的实证研究，在无差别招募的基础上，共有 41 位抑郁症患者参加研究。调理开始前，患者均签署了个人承诺书和知情同意书，一方面承诺在接受情志疗法调理期间，不服用任何治疗或抑制抑郁症的药物、不实施任何针剂、不采用其他任何疗法影响此次科研数据的正确评估，确保前后对比结果为情志疗法的直接影响。另一方面，了解情志疗法的理论和方法，明确运用情志疗法是通过找到影响当下身心状况的对应情绪，进行科学有效释放、化解和清除，进而调整内在认知、提升生命活力，达到改善身心健康状况的目的。

在运用情志疗法调理抑郁症项目过程中，主要从三方面入手：①处理释放积压在过往生活经历中产生的情绪，从原有思想状况中有效转变，达到心转病移；②提高生命能量，③通过运动激发生命热情，经过专业情志疗法调理后，三天活动达到效果（29 人无抑郁、11 人症状改善）。相关成果《运用中医情志疗法调理抑郁症的实证研究和方法归纳》论文，发表在 2024 年 9 月《医学研究》第 6 卷第 09 期。

在此基础上总结形成的"情志疗法实践应用指南——抑郁症调理"（项目标号 T/HSIPA001-2024）团体标准，于 2024 年 12 月正式发布实施。

按语： 抑郁症已发展为一种较常见的精神疾病，其发生的关键原因在于思想认知导致情绪无法得到释怀，生命能量得不到有效提升，使人无法正常理解生活中发生的事情。通过带领患者重新回看导致精神压力的生活事件，可以帮助患者转变认知方式，从根本上改变其思维状态，从而回归到平和积极的生活状态中。

三、焦虑症

焦虑症是一种以焦虑、紧张、恐惧情绪为主，伴有自主神经系统症状如心悸、手抖、出汗、尿频等和运动不安为特征的神经症。最常见的是广泛性焦虑

（GAD）和急性焦虑即惊恐发作（PD）两种形式。

（一）流行病学特点

广泛性焦虑的终生患病率为 4.1%~6.6%，在普通人群中年患病率在 1.9%~5.1%，45~55 岁年龄组比例最高，女性患者约是男性的 2 倍。GAD 常为慢性病程，国外资料显示患者在明确诊断前已经多见有 10 年病程。我国调查显示，焦虑症在一般居民中的患病率为 2%，女性多于男性，文化程度低，收入低或家庭气氛不和睦者更多见。

在我国，PD 终身患病率为 1.5%~3.5%，冠心病患者、临考学生等人群的发病率高达 10% 以上。起病的第一个高峰在青少年晚期或成年早期，第二个高峰在 45~54 岁之间，儿童时期发生的惊恐障碍往往不易被发现。

（二）病因及发病机制

（1）广泛性焦虑障碍具有遗传倾向，有明显的家族聚集性，遗传度为 30%~40%。

（2）脑部组织细胞结构及活动异常，青少年杏仁核、前额叶背内侧体积增大，杏仁核、前扣带回和前额叶背内侧活动增加。多种神经递质系统包括前额叶和边缘系统的去甲肾上腺素（NE）、γ- 氨基丁酸（GABA）以及五羟色胺（5-HT）系统均参与了广泛性焦虑障碍的病理机制。

（3）心理学研究认为，焦虑源于内在的心理冲突，是童年或少年时期被压抑在潜意识中的冲突在成年后被激活，从而形成焦虑。研究提示，童年时期不安全的依恋关系、照料者的矛盾情感、父母过度保护、被虐待、与养育者过多分离等，均可能是焦虑产生的原因。

愿望与现实的冲突是人们内心紧张焦虑的根源，过多的焦虑会引发焦虑症。焦虑其实是一种过分敏感、过分夸张的精神痛感。肉体痛感也是如此，如果穿衣服摩擦皮肤都会痛得叫起来，或者握一下栏杆手就觉得疼痛难忍，这些过于敏感的疼痛就都属于病态。一般轻微的焦虑造成的精神痛感是人体对外界危险有害刺激所产生的防御保护机制，如果精神痛感过度了，就会形成疾病。

（三）临床表现

（1）广泛性焦虑又称慢性焦虑，是焦虑症最常见的表现形式。表现为经常持续的、不明原因的紧张不安，或过分担心、惶恐，高度警觉，注意力难以集中，有时感到脑子一片空白。自主神经功能失调表现为心悸、头痛、出汗、胸闷、呼吸急促、口干、便秘、腹泻、尿急、尿频、周身肌肉酸麻胀痛，甚至出现阳痿、早泄、月经失调。运动性不安主要表现为搓手顿足、来回走动、坐立不安、手指震颤、全身肌肉跳痛等。病程标准符合上述症状至少 6 个月。

（2）惊恐发作即急性焦虑，表现为在日常生活、工作、学习中，突然出现强烈的窒息感、濒死感和精神失控感，同时伴有严重的自主神经功能失调，如胸闷、胸痛、心律不齐、心动过速，或呼吸困难、头晕、多汗、颤抖、步态不稳、手足麻木、胃肠道不适等症状。发作历时较短，一般 5~10 分钟即可自行缓解，很少超过 1 小时。发作过后，患者仍心有余悸，由于担心再次发病时得不到及时救助而回避独自外出及活动。病程标准在 1 个月之内至少有 3 次以上症状发作，或在首次发作后担心再发作的焦虑持续 1 个月。

（四）情志疗法调理焦虑症

1. 病因病机

焦虑症主要表现为精神、躯体、心理等多方面的症状。因为涉及多器官、脏腑的功能紊乱，从古至今，中医学无法将焦虑症定义成一个病种，而是以"惊悸""怔忡""不寐""百合病""善忘""卑慄""奔豚气""灯笼病"等多种疾病进行辨证施治。

焦虑症多由七情所伤，五志（即神、魂、魄、意、志）受扰，气血不和，脏腑虚弱，功能紊乱，导致心神失养、脑神不利。病位在心、肝、脾、肺、肾、脑。本病属本虚标实、虚实夹杂之证。

2. 情志因素

如果从情绪与疾病对应关系的角度来看，人体神经递质的失衡是"果"而不是"因"。真正引起人体神经递质失衡并导致人们如鲠在喉、食不下咽的"因"，往往不是人体本身的问题，而是对某事、某物产生的焦虑情绪存储于细胞记忆中，当类似的感受再次经历，就会唤醒曾经的记忆，犹如"触景生情"，再次重复。

3. 部分情绪与焦虑症的对应关系

（1）对已经发生的事情后悔、后怕，造成对于没有发生或将要发生的事情不愿或不敢经历、承担，但又不得不经历而产生的担心、后怕、焦躁、紧张等情绪。

（2）遇到外界刺激时出现情绪反应，对亲人或自己的生命安全、前途命运等过度担心而产生的着急、挂念、忧愁、紧张、恐慌、不安、烦躁等情绪。

4. 案例举例

一位男性企业家，42岁。患有焦虑症多年，平时交流时逻辑清晰、语言流畅，非常健谈，但是一提到要在大会上讲话，就表现得局促焦虑。原来在他上小学的时候，有一次要在全校同学面前演讲。他当时因为饮食不当产生腹泻征兆，却因为时间和情绪紧张，没有提前去卫生间，反而在演讲台上弄脏了裤子。校长、老师都呵斥他，同学们哄堂大笑。自此，他便对上台演讲充满了恐惧和焦虑。经过情志疗法调理，让他有效释放了上台演讲的恐惧情绪，终于可以自如地在台上演讲了。这种焦虑症其实是典型的由过往经历的细胞记忆所造成的。

按语： 对于焦虑障碍患者而言，最为熟知的解决方法就是服用抗焦虑的药物。但是，药物只能暂时缓解患者焦虑的症状，却难以从根本上解决问题。要想从根本上改善焦虑的症状，就要准确找到细胞记忆的原点，通过情志疗法的疏导、清除影响健康的细胞记忆。

参考文献

［1］姚树桥，杨艳杰.医学心理学第7版［M］.北京：人民卫生出版社，2018.

［2］郝伟，陆林.精神病学第8版［M］.北京：人民卫生出版社，2018.

［3］陈四清，侯江红.中医情志养生学［M］.北京：人民卫生出版社，2019.

［4］唐启盛.中医临床诊疗指南释义［M］.北京：中国中医药出版社，2017.

［5］滕晶.中医五神辨治学［M］.北京：人民军医出版社，2015.

第十章 骨科病症

一、概述

腰腿痛和颈肩痛是一组临床多见的症状，病因复杂，以损伤居多。

腰腿痛的病因包括创伤、炎症、肿瘤和先天性疾患等，与运动系统有直接关系者，以损伤和退行性变最为多见，其中又以腰椎间盘突出症最具代表性。腰腿痛部位多见于下腰、腰骶、骶髂、臀部等处的疼痛，可伴有一侧或两侧下肢痛、马尾神经症状。

颈肩痛是指颈、肩、肩胛等处疼痛，有时伴有一侧或两侧上肢痛、颈脊髓损害症状。颈椎病多见椎动脉、交感神经受到刺激后出现头、眼、心胸等不适表现。老年性退行性变是颈肩痛的重要原因，而老年人又常患有头、眼、耳、心肺等疾患，这些因素共同存在，相互影响。

二、颈椎病

颈椎病系指颈椎间盘的退行性改变、骨质增生、颈椎周围的肌肉肌力不协调，导致颈椎部位神经、脊髓、血管受刺激或压迫而出现头晕耳鸣、颈肩部僵硬、疼痛、麻木、活动受限等症状和体征的疾病。近年来，由于人们学习、工作、生活方式的改变，颈椎病的发病率呈明显升高趋势，已成为影响青、中、老年人的常见病、多发病，而且趋向低龄化。

颈椎病会引起多种并发症，如中风、脑梗死、脑萎缩、瘫痪、经常性耳鸣，甚至耳聋、神经性肠胃功能紊乱、面部肌肉萎缩、面瘫、顽固性失眠、神经衰弱、脑血栓、更年期综合征、肩周炎、甲状腺疾病、哮喘、咽喉问题及咳嗽、手指或手臂麻木及疼痛等，这些疾病都会严重危害身体健康。然而，大多数人患上颈椎病的时候都不会注意，直到疼痛难忍时才发现是颈椎病引起的症状。

（一）病因及发病机制

颈椎病的病因多为长期低头固定动作，如从事伏案写作、缝纫、刺绣，电脑、手机操作等职业者；或因年老体衰，筋骨懈堕；或因颈部损伤日久未愈或外伤，引起颈部韧带肥厚钙化、椎间盘退、骨赘增生等病变，导致颈椎椎间孔变窄，颈部神经根、血管受压，出现一系列神经、肌肉、血管营养及功能障碍的症状和体征。胚胎或发育过程中形成的先天性椎管狭窄，也可出现压迫症状而发病。

（二）临床诊断

1. 临床症状及体征

一侧肩、臂、手的麻木疼痛，颈部后伸、咳嗽时加重，部分伴有头晕、耳鸣、耳痛、握力减弱及肌肉萎缩。下段颈椎棘突或患侧肩胛骨内上角部常有压痛点，部分患者可摸到条索状硬结，颈部活动受限、僵硬。当第5~6颈椎椎间发生病变时，会刺激第6颈神经根引起患侧拇指或拇、示指感觉减退；当第6~7颈椎椎间发生病变时，会刺激第7颈神经根而引起示、中指感觉减退。

2. 特殊检查方法

（1）牵拉试验：检查者一手扶患者头的患侧，另一手握患侧上肢，将其外展90°，两手做反方向牵拉，若有放射痛或麻木，则为牵拉试验阳性。

（2）压头试验：患者坐位，颈后伸、偏向患侧，检查者以左手托其下颌，右手从头顶逐渐下压，若出现颈部痛或放射性痛，则为压头试验阳性。

（3）必要时行颈部正侧位或侧位过伸、过屈位X线摄片，以观察病变部位。对肩部疼痛明显的患者，可做肩关节外展、上举试验，如外展明显受限，应考虑颈椎病合并肩周炎。

3. 诊断

根据年龄、病史、体检，特别是神经系统检查，以及X线摄片（正位、侧位、斜位、过伸及过屈位），一般能做出诊断，必要时可辅以脊髓造影、椎动脉造影、CT、MRI及核医学等特殊检查。

（三）分类

临床将颈椎病分为神经根型、脊髓型、交感神经型、椎动脉型 4 种类型，其中神经根型颈椎病发病率最高。

1. 神经根型颈椎病

神经根型颈椎病发病率最高，占 50%~60%，是由于颈椎间盘侧后方突出、钩椎关节或关节突关节增生、肥大，刺激或压迫神经根所致。

临床上，开始多为颈肩痛，向上肢放射，相应皮节皮肤可有麻木、过敏等感觉异常。同时可有上肢肌力下降、手指动作不灵活，时而发生剧烈的闪电样锐痛。检查可见患侧颈部肌痉挛，头偏向患侧，肩部上耸，颈、肩、手臂等处有压痛。患肢上举、外展和后伸有不同程度受限，上肢牵拉试验和压头试验均为阳性。

X 线平片显示颈椎生理前凸消失，椎间隙变窄，椎体前、后缘骨质增生，钩椎关节、关节突关节增生及椎间孔狭窄等退行性改变征象。CT 或 MRI 可见椎间盘突出、椎管及神经根管狭窄、脊神经受压情况。

2. 脊髓型颈椎病

脊髓型颈椎病占颈椎病的 10%~15%，源于中央后突之髓核、椎体后缘骨赘、增生肥厚的黄韧带及钙化的后纵韧带等压迫脊髓。早期压迫物多来自脊髓前方，临床上以侧束、锥体束损害表现为主，颈痛不明显，而以四肢乏力，行走、持物不稳为最先出现的症状，随病情加重可发生自下而上的上运动神经原性瘫痪。

X 线平片表现与神经根型颈椎病相似。脊髓造影、CT、MRI 可显示脊髓受压情况。脑脊液动力学测定、核医学检查及生化分析可反映椎管通畅程度。

3. 交感神经型颈椎病

（1）交感神经兴奋症状：头痛或偏头痛，头晕在转动时加重，有时伴恶心、呕吐；视物模糊，视力下降，瞳孔扩大或缩小，眼后部胀痛；心跳加速，心律不齐，心前区痛和血压升高；头颈及上肢出汗异常以及耳鸣、听力下降、发音障碍等。

（2）交感神经抑制症状：头昏、眼花、流泪、鼻塞、心动过缓、血压下降及胃肠胀气等。

（3）X线、CT、MRI等检查结果与神经根型颈椎病相似。

4. 椎动脉型颈椎病

颈椎横突孔增生狭窄、上关节突明显增生肥大可直接刺激或压迫椎动脉、颈椎关节失稳产生过度移动而牵拉椎动脉，或颈交感神经兴奋引起椎动脉痉挛、颈部动脉硬化等均可发生此病。其临床表现如下。

（1）眩晕：可表现为旋转性、浮动性或摇晃性眩晕，头部活动时诱发或加重。

（2）头痛：由椎基底动脉供血不足而侧支循环血管代偿性扩张引起。主要表现为枕部、顶枕部胀痛，也可放射到颞部，常伴自主神经功能紊乱症状。

（3）视觉障碍：为突发性弱视或失明、复视，短期内可自动恢复。由大脑后动脉及脑干内3、4、6脑神经核缺血所致。

（4）猝倒：由椎动脉受到刺激突然痉挛引起。多在头部突然旋转或屈伸时发生，倒地后再站起即可继续正常活动。

（5）其他：可有不同程度的运动、感觉障碍及精神症状。椎基底动脉供血不足的临床表现常为突发性的，并有反复发作倾向。

（四）中医对颈椎病的认识

1. 病因病机

颈椎病属中医"项痹"范畴，症见头部眩晕，颈项、肩臂强痛不适，或伴恶心、呕吐，或伴耳鸣、耳聋、失眠、健忘。病因为肾虚血弱、年老体衰、长时间低头劳作、外受风寒湿邪侵袭，导致颈部气血瘀滞，经络不通。病机为正气不足，肝肾精亏，邪气入侵，导致气滞痰凝血瘀，痹阻颈项经脉，气血不通，营卫不荣，发为痹证。病位在颈项，涉及心、肝、肾、头部。病性属虚实夹杂，虚则正气亏虚，无力推动气血运行，驱除外邪，导致气血痰湿积聚，邪滞经络，不通则痛；血虚，则经络及心失所养，心悸心慌，手臂麻木不仁。精亏血虚，髓海、官窍失养，则眩晕、耳鸣、耳聋、视物不清。实则风寒湿邪、痰湿、瘀血阻滞，经络不通。

2. 中医证型

（1）风寒湿型：颈肩、上肢窜痛麻木，以痛为主，头有沉重感，颈部僵硬、活动不利，恶寒畏风。舌淡红，苔薄白，脉弦紧。

（2）气滞血瘀型：颈肩部、上肢刺痛，痛处固定，伴有肢体麻木。舌质暗，脉弦。

（3）痰湿阻络型：头晕目眩，头重如裹，四肢麻木不仁，纳呆。舌暗红，苔厚腻，脉弦滑。

（4）肝肾不足型：眩晕头痛，耳鸣耳聋，失眠多梦，肢体麻木，面红目赤。舌红少津，脉弦细。

（5）气血亏虚型：头晕目眩，面色苍白，心悸气短，四肢麻木，倦怠乏力。舌淡，苔少，脉细弱。

（五）情志疗法调理颈椎病症状

1. 颈椎病形成的情绪因素

颈椎病主要源于长时间坐姿不正确，或其他原因导致的颈椎受力过多。随着现代文明的发展，人类体力劳动比重大幅下降，颈椎病不但没有减少，反而有明显的上升趋势，且青少年颈椎病的患病率在不断上升。

通过对颈椎病案例的疗愈和观察发现，大多数颈椎病患者都对特定的事物有一些类似的情绪。也就是说，情绪对颈椎病具有重要影响。情绪对身体有定向作用，如愤怒的情绪对应肝，生气发怒就会伤肝。如果按人体各部分的功能对应划分，头部代表领导、长辈、社会以及有名望、有能力、有本事的人、事、物等，颈椎是连接身体和头的关键部位，所以颈椎的疾病大多来自不服气、看不惯、较劲等情绪。

2. 部分情绪与颈椎病的对应关系

（1）看不惯或看不起父母、领导、权威、老师等比自己有能力的人，并与之较劲等情绪。

（2）遇到必须服软的事情或者求别人办事的时候，心里不服气、不接受，坚持自己的原则，不愿低头，产生的与他人较劲的情绪。

（3）对人、事等的变化、观点不能接受、看不惯，产生的暗地较劲的情绪。

3. 案例举例

案例一

一位男士，44岁，颈椎病很严重，头一转动就"咔咔"响，曾就医多次，医生建议手术治疗。这让他很犹豫，但又很担心自己的病情，所以平时不敢大声笑，也不敢做稍大幅度的转头动作。通过情志疗法进行情绪处理时，他说自己对父亲一直有怨恨，为了家庭中的一件事情与父亲较劲，十多年没有叫过父亲，一说到父亲就怒气冲冲；并且总觉得父亲对不起他，给了弟弟很多支持，但他需要帮助的时候，父亲却没有给予帮助。经过情绪处理后，他感受到了在父亲严厉背后的爱，学会了感恩父亲的付出，颈椎病症状也有了改善。

案例二

吴先生，38岁。患颈椎病多年，总感觉颈椎很僵硬，转头时还伴有"咔咔"的响声。通过情志疗法调理时，发现他有对老板不服气和较劲的情绪，认为老板没有文化，而自己受过高等教育，很有能力，只是英雄无用武之地。随着积压的情绪被有效释放，他看到了老板管理公司的优点，思想开始转变。在情绪处理后又为他处理了颈椎病的能量淤堵点，使其颈椎疼痛、僵硬等症状有所缓解。

按语：临床上，颈椎病患者患病较常见的原因是和父母、领导较劲。有的人甚至为了早年的一些事情怨恨在心，很多年都没有叫过父亲或者母亲。疾病是生命的一部分，应该感恩疾病让我们有机缘觉悟和看到自己在哪些方面需要改变，使我们有机会看清人生的路、了解生命存在的意义，从而有机会做得更好。愿我们都学会宽容他人，理解他人，感恩他人，尊重他人。

参考文献

［1］董志锋，任春贞．颈椎病治疗的研究进展［J］．世界最新医学信息文摘，2018，18（16）．

［2］岑泽波．中医伤科学［M］．上海：上海科学技术出版社，1985.

［3］吴在德．外科学［M］．北京：人民卫生出版社，2000.

［4］魏卫兵．项痹病中医临床路径实施效果评价及优化［D］．广西中医药大学，2019.

［5］毛桂华，吕军，胡文清，等．不同疗法治疗神经根型颈椎病效果比较［J］．重庆医学，2018，47（14）：1958-1960.

［6］GAO Q, GAO W, XIA Q, et al. Effectiveness of therapeutic strategies for patients with neck pain：Protocol for a systematic review and network meta-analysis［J］. Medicine (Baltimore), 2019, 98(11): e14890.

三、腰椎间盘突出症

腰椎间盘突出症（LDH）是指由各种原因导致腰椎间盘纤维环变性破裂，髓核突出，进而刺激、压迫周围的神经根和硬膜囊引发的以腰痛为主要症状，伴随下肢放射性疼痛、麻木、无力等神经障碍性症候群的疾病，严重者还可造成马尾神经的损害，表现出广泛区域的感觉障碍、肌肉萎缩，严重者可出现尿潴留、排尿不畅，或者出现二便失禁。腰椎间盘突出症以第 4~5 腰椎，而第 5 腰椎至第 1 骶椎发病率最高，约占 95%。

（一）流行病学特点

腰痛最常见的病因是腰椎退行性改变和腰椎间盘突出。有系统评价显示，全球腰痛患病率为 13.1%~20.3%，我国报道的成人腰痛年患病率是 20.88%~29.88%，LDH 的发病率约 7.62%，青少年人群 LDH 的患病率有上升趋势。我国因腰痛所造成的经济负担排名第三。

一项对国内某地区 LDH 的流行病学调查中，将不同年龄段和不同工作性质的 LDH 患者发病率进行了统计。结果显示，在 4 个年龄段中，患病检出率分别为 15~24 岁 2.78%、25~39 岁 13.93%、40~54 岁 13.69%、55 岁之后 12.75%。在不同工作性质中，重力劳动（17.93%）、车辆驾驶（16.04%）、教学工作（13.74%）、农活劳动（13.47%）分别排在工作类型的前四名。这反映出该地区 LDH 发病人群主要为青壮年和中年人，工作性质多为长期站立、久坐、弯腰、负重。

LDH 的治疗方法有很多种，研究发现，其中非手术治疗占 80%~90%，手法治疗占其中很大一部分，并且以腰部局部手法处理最为广泛。

（二）病因及临床分型

1. 病因

（1）椎间盘退行性变是基本因素。

（2）积累伤力是椎间盘变性的主要原因，是椎间盘突出的诱因。

（3）妊娠腰骶承重，会增加椎间盘损害的概率。

（4）遗传因素：小于 20 岁的青少年患者中有阳性家族史的占比 32%。

2. 临床分型

（1）膨隆型：纤维环有部分破裂而表层完整，髓核向椎管局限性隆起但表面光滑。这一类型经保守治疗大多可缓解或治愈。

（2）突出型：纤维环完全破裂，髓核突向椎管，仅有后纵韧带或一层纤维膜覆盖，表面高低不平或呈菜花状。常需手术治疗。

（3）脱垂游离型：破裂突出的椎间盘组织或碎块脱入椎管内或完全游离。此型不仅会引起神经根症状，还易压迫马尾神经，需手术治疗。

（4）施莫尔结节及经骨突出型：前者是指髓核经上、下软骨板的发育性或后天性裂隙突入椎体松质骨内；后者是髓核沿椎体软骨终板和椎体之间的血管通道向前纵韧带方向突出，形成椎体前缘的游离骨块。这两型临床上仅出现腰痛，而无神经根症状，无需手术治疗。

（三）临床诊断

1. 症状

（1）放射性神经根性痛。

（2）受累神经根支配的肌肉无力和（或）神经支配区感觉异常。

（3）可伴有急性或慢性腰背部疼痛，腰部活动受限或代偿性侧凸。

（4）儿童及青少年腰椎间盘突出症患者常表现为腘绳肌紧张。

（5）马尾综合征。

2. 体征

（1）受累神经根支配的运动和（或）感觉障碍，腱反射减弱。

（2）神经牵拉试验阳性，主要包括股神经牵拉试验、直腿抬高试验、对侧直腿抬高试验、拉塞格征和对侧拉塞格征。

（3）腰椎局部压痛，腰部活动受限，椎旁肌紧张或痉挛。

（4）马尾综合征可出现会阴部感觉障碍，肛门括约肌无力及松弛。

3. 影像学检查

（1）X 射线检查：可见脊柱侧弯，腰椎生理前凸消失，病变椎间隙可能变窄，相邻边缘有骨赘增生。

（2）CT 检查：可显示椎间盘突出的部位及程度。脊髓造影配合 CT 检查可显示硬膜囊、脊髓和神经根受压的情况。

（3）MRI 检查：可以清晰显示出椎管内、脊髓内部的改变，脊髓受压部位及形态改变，对于腰椎损伤、腰椎病及肿瘤的诊断具有重要价值。

4. 诊断要点

（1）腰痛合并下肢放射性窜痛，或腰僵，一侧或双侧下肢麻痹、疼痛，大小便无力，有典型的脑脊液冲击征。

（2）腰部运动障碍，被动性体位。

（3）直腿抬高试验阳性或弱阳性。

（4）病程＞1个月，有明显的下肢肌萎缩。

（5）X 射线检查可见某一椎间隙变窄，椎曲弓顶距离变小，或 CT、MRI 显示椎间盘突出。

符合上述（1）（3）（5）者，可确诊为腰椎间盘突出症。

（四）中医对腰椎间盘突出症的认识

腰椎间盘突出症属于中医学"腰痛""腰腿痛""痹证""痿证"等范畴。

《素问·脉要精微论》曰："腰者肾之府，转摇不能，肾将惫矣。"腰为肾之府，若肾虚精亏，则腰部活动障碍。《景岳全书·腰痛》指出："跌扑伤而腰痛者，此伤在筋骨，而血脉凝滞也。"《医宗金鉴·正骨心法》记载："骨节间微有错落不合缝者。"其指出腰部外伤、劳作或外邪侵袭，筋骨猝然受之，致经脉受损，气血瘀滞，造成"筋出槽、骨错缝、为肿为痛"的病机变化。《医林改错·痹症有瘀血说》中说："凡肩痛、臂痛、腰疼、腿疼，或周身疼痛，总名曰痹症……病在筋骨，实难见效……入于血管，痛不移处。"阐述了瘀血为腰痛致病因素之一。

《景岳全书·杂证谟·腰痛》曰："腰痛证……遇阴雨或久坐，痛而重着，湿也；遇寒而痛，或喜暖而恶寒者，寒也；遇诸热而痛而恶热者，热也；郁怒而痛者，气之滞也；劳动即痛者，肝肾之衰也，当辨其因而治之。"总地概括了腰腿痛的病因病机，即情志内伤之郁怒、肝肾精亏之虚损，机体正气不足，复感寒、湿、热邪，导致腰腿部气机不畅、血脉瘀滞而为痹证。

《灵枢·经脉》云："足太阳膀胱之脉……项如拔，脊痛，腰似折，髀不可以曲，腘如结，踹如裂，是为踝厥……项、背、腰、尻、腘、踹、脚皆痛，小趾不用。"指出腰痛的病位主要在腰腿部，涉及肝、肾、脾、督脉、带脉、足太阳膀胱经脉。腰痛的病性属虚实两方面，实指跌仆闪挫，感受寒、湿、热外邪或陈伤瘀血、情志郁怒等，虚证因肝肾不足、精血亏虚而致。因此，腰痛的发生与经络、气血、脏腑功能的失调有密切关系，肾虚为本，外邪为标。腰椎间盘突出症的中医证候可分为寒湿阻络、湿热壅滞、气滞血瘀与肝肾亏虚 4 个证型。

（五）情志疗法调理腰椎间盘突出症

1. 腰部疾病形成的情绪因素

（1）腰部的负重功能包括，既要承受物质压力，又要承受精神压力。生活中总会遇到这样的情况：参加考试或某项比赛后被通知获得好成绩时，身上有一种轻飘飘的感觉；但如果生活或工作上遇到问题，就会感觉身上像背了一座大山一样有负重感。这些现象显示，外在压力所产生的情绪，会使我们的腰背部产生沉重的负担感。

（2）超出人体负荷的压力会导致腰背疾病，人的腰背部除了在背负实质性的重物时会承担负荷外，还承担着外在压力所产生的情绪负担。有时候，适当地背负实质性的重物对身体反而能起到锻炼的作用，但是腰背部所承载的情绪负荷（在承受外在事件的无形压力时所产生的愤怒、无望、沮丧、悲伤、痛苦等情绪）如果不能得到及时清除和化解，就会累积在身体里。当情绪累积达到一定程度时，会造成人体腰背部的各种病变。

（3）情绪、思想与腰背部气血运行的关系：通过大量案例处理发现，很多使腰背部发生病变的原因并不是背负重物，更不是因为脊椎的老化与退化，而是一天比一天沉重的心情。面对同一件事情，不同的人所产生的压力也不同，所以感受与情绪反应也会截然不同。可见，内在的思想与情绪决定了感受，从而影响了身体健康。

腰背部对人体来说具有极为重要的支撑作用，因此，当人面临的压力过大时，内在会产生对抗、逃离、不愿承担、不能接受等情绪。特别是当人有扛不住的感觉时，内在的情绪压力就会启动身体的"程序"，导致脊椎、腰椎的气血发生变化，让人产生腰酸背痛的感觉，进而导致腰背部病变。

2. 部分情绪与腰部病症的对应关系

（1）对自己应该担当的责任或义务做不了、做不到、不想做、不愿意做而产生的怨恨、烦恼等情绪。

（2）盼望得到保护、支撑、转折、接洽却没有得到，对结果的失望而产生的愤怒、沮丧、担心、害怕、自卑等情绪。

（3）面对工作、事业、家庭的变化所产生的压力，认为没有谁可以帮助到自己，只能自己扛着，不堪重负，产生的难以承受、缺乏安全感、缺乏爱、错位、后悔等情绪。

3. 案例举例

案例一

李先生，44 岁。长期忍受腰椎疼痛，到医院检查，报告提示第 4、5 腰椎突出且压迫神经，确诊为腰椎间盘突出症。10 多年来，他接受了无数次的服药、牵引、针灸、按摩等治疗，但难忍的疼痛依然频繁出现。运用情志疗法为他调理前，让他尽最大能力弯下腰，双手离地面有 30cm 的距离，而且由于身体压迫，胃很不舒服。通过情志疗法调理时得知，父亲在他 16 岁时候因病去世，生命垂危时语重心长地告诉他，让他照顾好两个妹妹，家里的重担就靠他了。母亲的身体也不好，小小年龄要承担起超出他能力范围的家庭重担。在日后的工作中也经常遇到领导给予他超出他工作能力的事情，使他难以承受。找到这些情绪后，一一进行有效释放与化解，最后，李先生可以完全将腰弯下去，腰部的疼痛感也减轻了许多。

案例二

贾女士，45 岁。多年来一直备受腰椎间盘突出症的困状，严重时很难坐起来，睡觉就更难受了。丈夫常年在外经营企业，家里有两个孩子和 4 位老人，家庭重担都要她一个人承担。在情志疗法的引导下，她有效地释放了对丈夫多年来不理解的气、急、怨的情绪。情绪释放结束后，她开始欣然接受家庭的重担。有了这样的思想转变，她的腰部疼痛感也有了明显缓解。

按语：腰椎间盘疾病往往与无法承受的生活压力相关。当生活的负荷沉重到让人觉得无法负担又无法逃避时，就会有直不起腰、无力支撑的感觉，最终作用在腰部，表现为腰椎间盘突出症等。改变疾病状态，需要患者转变对压力的预期或适当分散压力，从而使压力处于自己能够承受的范围内。

参考文献

［1］鲁玉来.腰椎间盘突出症［J］.中国矫形外科杂志，2004（Z4）：141-144.

［2］Martin BI, Deyo RA, Mirza SK, et al. Expenditures and health status among adults with back and neck problems［J］. JAMA, 2008, 299（6）：656-664.

［3］Meucci RD, Fassa AG, Faria NM.Prevalence of chronic low back pain：systematic review［J］. Rev Saude Publica, 2015, 49.

［4］陈栋，陈春慧，胡志超，等.中国成人腰痛流行病学的系统评价［J］.中国循证医学杂志，2019，19（6）：651-655.

［5］王国基，王国军，彭健民，等.腰椎间盘突出症致病因素的流行病学研究［J］.现代预防医学，2009，36（13）：2401-2403.

［6］张帮可，卢旭华.青少年腰椎椎间盘突出症流行病学及病因学研究进展［J］.脊柱外科杂志，2015，13（04）：247-249.

［7］McLain RF, Kapural L, Mekhail NA. Epidural steroids for back and leg pain：mechanism of action and efficacy［J］. Cleve Clin J Med. 2004, 71(12): 961-70.

［8］刘焱，鲍自立.腰椎间盘突出症的非手术治疗现状［J］.中医临床研究，2018，10（36）：127-130.

［9］刘志清，邱岳贵，曾文生，等.腰椎间盘突出症非手术治疗方法研究进展［J］.医学信息，2015，（16）：348-349.

［10］谢冰，王明杰.浅论韦贵康教授脊柱整体观学术思想［J］.广西中医药大学学2008，11（3）：150-151.

［11］赵有强，刘楠，刘乙志，等.王春林教授治疗脊柱疾病的脊柱整体观与筋骨同治观［J］.云南中医中药杂志，2016，37（10）：57-58.

［12］娄宇明，徐敏，黄承军，等.王力平教授"脊柱整体辨治"思想指导下辨证治疗腰椎间盘突出症的临床研究［J］.中国中医骨伤科杂志，2010，18（5）：19-23.

［13］吴在德.外科学［M］.北京：人民卫生出版社，2000.

［14］章薇，娄必丹，李金香，等.中医康复临床实践指南·腰痛（腰椎间盘

突出症）制定工作组 中医康复临床实践指南·腰痛（腰椎间盘突出症）

［J］．康复学报 2021，31（4）．

［15］张伯礼，吴勉华．中医内科学［M］北京：中国中医药出版社，2017．

［16］黄伟恩．旋转复位手法联合心理干预治疗腰椎间盘突出症的疗效研究

　　　［D］．广西中医药大学，2020．

第十一章 妇科病症

一、概述

女性正常的生殖功能依赖于内分泌与靶器官之间复杂的激素相互作用。正常的生殖功能对性的发育、青春期、周期性排卵与月经具有重要作用。

下丘脑分泌促性腺激素释放激素（GnRH），也称黄体生成素释放激素（LHRH），可调控垂体前叶分泌的促性腺激素即黄体生成素（LH）与卵泡刺激素（FSH）的释放。LH与FSH可促进卵子成熟，刺激卵巢分泌雌激素与孕激素。雌激素与孕激素在血液内循环，并几乎完全与血浆蛋白结合，只有未结合的雌激素与孕激素有生物活性。它们刺激生殖系统的靶器官即乳房、子宫及阴道，并对中枢神经系统、下丘脑、垂体、卵巢等发挥正负反馈作用，以刺激与抑制促性腺激素的分泌，保持女性正常的生理生殖功能。

女性以其特殊的生理发育过程，产生月经、白带、生殖、孕育胎儿、分娩、哺乳等现象，同时因为各种病理及心理因素产生妇科生殖系统靶器官病症，临床常见的有子宫、输卵管、阴道、乳腺等器质性病变（畸形、脱垂、异常增生、包块等），以及功能性病变（月经不调、异常分泌物、不孕等）。

二、乳腺增生症

乳腺增生症是指乳腺上皮和纤维组织增生，乳腺组织导管和乳小叶在结构上的退行性病变及进行性结缔组织生长的一种非肿瘤、非炎症性增生性病变。一般包括乳腺组织增生、乳腺囊性增生、乳腺小叶增生、乳腺纤维纤维腺瘤样增生、乳腺混合性增生等。

（一）流行病学特点

乳腺增生症是妇女的常见病和多发病，具有发病率高、治愈难和易复发的特点。本病是严重影响妇女身心健康的重要疾病之一，近年来其发病率呈逐年上升趋势。2011~2015 年天津市某社区对 19983 例已婚育龄妇女查体结果显示，女性乳腺增生症的患病率为 43.2%。2012~2016 年辽宁省城市 10000 例健康体检人群乳腺增生症的患病率为 61.13%。2013~2017 年广州 28100 例健康体检女性人群乳腺增生症的检出率为 77.44%。相关研究表明，乳腺增生症与乳腺癌的发生有极密切的关系，癌变率为 2%~4%。乳腺癌的发展是"正常—增生—非典型增生—原位癌—浸润癌"的多阶段模式，因此在早期乳腺增生症阶段寻找主要危险因素并采取相应措施，对预防乳腺疾病具有非常重要的现实意义。

（二）发病原因

1. 内分泌因素

乳腺增生症的发病与下丘脑垂体—卵巢—乳腺内分泌轴平衡失调有关，是多种内分泌失调相互作用的结果。一是体内雌激素代谢障碍，使乳腺实质增生过度和复旧不全；二是部分乳腺实质成分中雌激素受体的质或量异常，使乳房各部分的增生程度参差不齐。

2. 年龄因素

乳腺增生症与年龄有关。26~40 岁的女性发病率最高，其次为 40~50 岁，再者为 21~25 岁，而 50 岁以上、21 岁以下发病率下降，随年龄变化内分泌相应变化。

3. 月经因素

初潮年龄早、行经年限长、停经年龄晚、月经周期短是导致乳腺增生症的危险因素。

4. 生殖因素

结婚年龄早、生育早、多产次、母乳喂养及哺乳时间长可减少乳腺增生症的发生；流产次数多、性生活次数少可增加乳腺增生症的患病风险。

5. 职业与情绪因素

有研究表明，乳腺增生症与职业和情绪因素有关。

6. 生活方式

不良的生活方式容易引起乳腺增生症。

7. 其他

文化程度越高，患病概率越大。性情抑郁、暴躁、焦虑，高能量饮食、生活规律紊乱、睡眠质量差易患乳腺增生症。据报道，雷尼替丁、奥美拉唑、格林吡嗪、异烟肼、利培酮、白芍总苷胶囊等药物都可致乳腺增生症的发生。口服避孕药、滥用丰乳药、因美容使用含雌激素的面霜、为抗衰老服用含雌激素的药物等，这些外源性激素势必会干扰体内雌、孕激素的水平，使体内雌激素水平相对增高，久而久之可诱发本病。另外，穿戴胸衣过紧，甚至用钢圈固定，可导致乳房血液淋巴循环不畅，也是引发本病的因素之一。

（三）临床诊断

依据 2016 年中华预防医学会妇女保健分会乳腺保健与乳腺疾病防治学组通过的《乳腺增生症诊治专家共识》，乳腺增生症的临床诊断标准如下。

1. 临床症状和体征

（1）乳房疼痛：有不同程度的乳房胀痛、刺痛或隐痛，与月经周期、情绪变化密切相关；连续疼痛至少 3 个月或间断性疼痛 3~6 个月者。

（2）乳房肿块：单侧或双侧乳房可触及单个或多个大小不等、形态多样的增生结节，质地中等或硬韧、表面光滑或颗粒状，与周围组织界限不清，与皮肤或深部组织不粘连，活动度好，伴有触痛，可随情绪及月经周期的变化而消长。

（3）其他：个别患者可伴有乳头溢液或瘙痒感；常有月经失调、心烦易怒、出汗等症状。

2. 影像学检查

（1）乳腺超声检查：彩色多普勒超声检查对于不同病症的影像显示不同。

乳腺组织增生：乳腺有明显增厚、密集的情况，内部结构并不是非常清晰，出现弥漫性回声增强减弱，腺体内也没有出现结节、包块。检查触诊可发现乳腺组织增厚，韧性增强。

乳腺囊性增生：乳腺实质内部有多条粗细不均匀、长短不一、盘曲状或条索状管道，并且管腔光滑，无回声。增生融合成片的边缘并不是非常清晰。增生性腺体内为单个或多个圆形或椭圆形的无回声暗区，囊壁呈现完整，边界相对清晰。

乳腺小叶增生：乳腺结构相对紊乱，回声不均匀，存在增生性斑块，且低回声斑块比较多见，范围为 0.5cm，斑块的边缘相对粗糙、不规则，边界比较清晰，无明显占位情况，内部回声不明显。

乳腺纤维腺瘤样增生：增生结节 < 1cm，包块 >1cm，腺体组织内可发现 1~2cm 不规则的实性低回声团，低回声，瘤体占位显著。瘤样增生包块形态不规则，无包膜，可发现完整的界面。

乳腺混合性增生：乳腺结构紊乱，内部可发现实性结节或包块，或囊性包块混合情况。腺体组织内部回声强弱不均匀，血流信号不相同，部分病灶能够发现粗大的血流信号。

（2）乳腺 X 线检查：乳腺局部可有无明显边界的片状高密度结节影，可伴有钙化灶。部分病变腺体密度较均匀，形态可不规则，边缘较为模糊。囊肿性病变可表现为结节状影，密度均匀，边缘清晰。

（3）其他检查：针对乳头溢液的患者，可行乳管镜或乳管造影，并结合细胞学检查进行鉴别诊断。乳管镜、乳管造影检查可针对体检和影像学检查发现的乳腺肿块、局限性腺体增厚进行检查。对于影像学检查发现的可疑结节或微钙化，可进行病理组织学检查（活检），进行明确诊断。

（四）中医对乳腺增生症的认识

乳腺增生症属中医"乳癖""乳核"范畴。本病的病因多与强烈的情绪作用于人体，超出情绪承受范围后导致情志不畅、饮食失调、劳倦内伤等有关。病机为情志不畅，肝郁气滞，阻滞乳周脉络，故见乳房疼痛；肝气郁而化火，灼津为痰；饮食不节伤脾胃，脾失健运，痰湿内停；劳倦内伤，消耗元气，造成脾肾虚损、冲任失调。气滞、痰凝形成乳房肿块，病久阻塞血络，导致瘀血停滞。最终冲任失调、气滞、痰凝、血瘀共同作用，形成不同证型的乳癖。乳癖的病位在冲任、肝、肾、脾、胃；病性属本虚标实，虚者为劳倦内伤，导致肝、脾、肾不足，冲任失调，实者为气滞、郁热、痰湿、瘀血之证，为标。

（五）情志疗法调理乳腺增生症

1. 情绪是乳腺增生症的重要病因

在中医学和西医学对于乳腺增生症病因的研究中，都有情绪因素方面的论述。

乳腺增生症属于中医学"乳癖""乳核"范畴。明代陈实功的《外科正宗》对乳腺疾病的描述和判断较为全面具体，其曰："乳癖乃乳中结核，形如丸卵，或重坠作痛，或不痛，皮色不变，其核随喜怒消长，多由思虑伤脾，恼怒伤肝，郁结而成。"可以看出，中医学认为乳房肿块的消长同情绪喜怒变化具有重要关系，乳腺增生症是由于肝失疏泄、冲任失调而致气血运行不畅，气滞血瘀，痰凝结聚而成。人体调节应激反应的核心是疏肝理气，调节人体的应激反应也就是情志的影响，因此中医治疗乳腺疾病大多是疏肝理气，以调理来自脾、肝等脏器官对应的情绪郁结。

现今，中医学对于乳腺增生症病因的讨论，通常和肝主疏泄的功能联系在一起。谷丽艳、张素燚等人均从肝气郁滞的角度阐述了乳腺增生症的形成，认为强烈的情绪作用于人体，超出悸承受范围后，导致肝气郁结，气机失畅蕴结于乳房，导致乳周脉络不通，从而产生乳痛症状，气滞进一步导致痰凝、血瘀结聚成块，形成本病。

西医学认为，乳腺增生症的发病原因与情绪具有明显关系。乳腺增生症是育龄女性的常见病和多发病，大多患有乳腺增生症的女性，在生活的经历中多伴有紧张、焦虑、悔恨、自责愤怒等情绪特点。因此，乳腺增生症的发生与家庭负性生活事件引起的心理应激关系非常密切。

就情志致病而言，过于强烈的社会事件、情感矛盾、对孩子期望所产生的因个体差异导致的不同评价标准，尤其是心理承受能力不足时引起过强的情绪反应，均可造成生命能量定位性与定向性的淤堵，同时伴有持续的脑垂体、肾上腺皮质激素分泌等应激功能反应，使卵泡刺激素和黄体生成素分泌增多，导致血浆雌激素升高和黄体酮浓度相对减少，促使乳腺腺泡及腺管增生，形成乳腺增生症。

多项案例研究数据也证明了这一观点。如陈显春等通过对 675 例乳腺增生症女性患者进行焦虑、抑郁情绪及生活事件研究，发现乳腺增生症女性患者焦虑状态的检出率为 85.9%，抑郁状态的检出率为 81.63%，75.26% 的患者不良生活事件得分高；姚玲等在焦虑、抑郁与乳腺增生症的相关性研究中，也用数据证实负性情绪与乳腺增生症关系密切，调整好心理状态可降低乳腺增生症的发病率。

2. 情绪因素

不良情绪存储在人的内心，就会形成情绪记忆。在心理学认知中，情绪记忆指对情绪信息的编码、存储，并在一定情况下进行检索和提取的过程。每个人的记忆有些只是信息留存，会很快消失，但有些记忆会伴随强烈的情绪或某种情绪的日积月累。这些情绪如果没有得到有效清除、化解和释放，就会影响身心健康，阻碍能量在身体的自由流动。能量流动不通畅，身体气息郁结，就会引发疾病。

张河川等在乳腺增生症与婚姻质量的相关研究中发现，负性情绪和低水平的婚姻质量与乳腺增生症密切相关。病例组的焦虑、抑郁情绪显著高于对照组，对性生活、夫妻交流、婚姻满意的比率则明显低于对照组。再者，对于哺育关系相关人的不平情绪也会作用于乳腺，如对父母的不理解、怨恨，对兄弟姐妹的不平衡、攀比等心态，都会影响体内气息运行。此外，在教育孩子过程中，父母对孩子会有期望过高、过于苛责、失望不满等情绪，都会反过来作用在自己身上，让身体难以承受。

3. 部分情绪与乳腺增生症的对应关系

（1）两性关系因情感而产生的委屈、自责、焦虑、失落、怨恨等情绪。

（2）对哺育关系的不满，如对父母、兄弟、姐妹等的不理解、怨恨、生气等情绪。

（3）教育孩子过程中，对孩子产生期望过高、过于苛责、失望不满等情绪。

4. 案例举例

案例一

患者，女，46岁。大学本科学历，从事保险工作，家中有一个孩子，治疗时间约30分钟。患者在当地医院行乳腺超声检查结果显示：左侧乳腺 BI-RADS 分级为3级，右侧乳腺 BI-RADS 分级为4a级，医生建议尽快手术治疗。通过情志疗法找到其在家庭中多年压抑、委屈的情绪，当问她"谁让你感到委屈"时，她的回答是家中最权威的姐姐。姐姐对她非常好，在家里担当较多家庭事务，特别是父亲离世后，姐姐一人承担了所有家庭重担，但同时总是以自己的方式和爱的名义来要求她。她看到姐姐的辛苦和付出，即使很多时候不同意姐姐给予自己的建议和要求，但还是忍耐下来，因而常常感到压抑和委屈。

通过调理让其释放了多年积压的情绪。经过两次调理复查乳腺超声时，提示双侧乳腺 BI-RADS 分级已降为 2 类，乳腺增生症状况明显改善（见表 12）。

表 12　患者调理前后乳腺超声结果对比

范围	调理前（2016 年 9 月 29 日）	调理后（2016 年 10 月 8 日）	备注
左侧乳腺	BI-RADS 分级为 3 级	BI-RADS 分级为 2 类	在此期间未接受任何治疗乳腺增生症的药物及方法
右侧乳腺	BI-RADS 分级为 4a 级	BI-RADS 分级为 2 类	

案例二

患者，女，50 岁。大专学历，从事贸易工作，有一个孩子。至医院行乳腺超声检查后进行了 30 分钟的情志疗法调理，表述了自己对婚姻生活的不满，讲述了其 27 岁时的经历。当时她的一位女性朋友的弟弟向其表达爱意，但她和朋友父母均不同意，导致朋友弟弟做出了自残行为，这让她十分害怕、自责与悔恨。对这些情绪进行释放后，她感到全身轻松，再次回忆这件事件时，不再有任何情绪，只是祝福对方生活幸福、婚姻美满。回想到自己当初为了逃避这件事而草率嫁人，心存后悔，感到很多地方对不起现在的丈夫，于是心中没有了怨恨。经过调理后，至医院复查乳腺超声，结果显示病症有明显缓解（见表 13）。

表 13　患者调理前后乳腺超声结果对比

范围	调理前（2016 年 7 月 20 日上午）	调理后（2016 年 7 月 20 日下午）	备注
外侧	6.1mm × 3.4mm × 5.5mm	6.0mm × 2.5mm × 5.6mm	在此期间未接受任何治疗乳腺增生症的药物及方法
乳头外侧	5.9mm × 2.2mm × 5.4mm	5.9mm × 1.9mm × 5.4mm	

案例三

患者，女，34 岁。有一个孩子，调理时间为 40 分钟。调理前，患者在当地医院行乳腺超声检查，提示乳腺增生症。通过情志疗法引导她讲出了对孩子的强烈不满情绪。孩子学习不认真，多次被老师找家长，她对孩子的状况感到生气与无奈，认为孩子不听话、学习不好，并造成与孩子之间的关系非常紧张。让其不断重复"你不要这样子"这句话，直至患者内心的情绪全部宣泄完毕。经过调理后，她的复查结果较前有明显好转（见表 14）。

表 14　患者调理前后乳腺超声结果对比

范围	调理前（2016 年 9 月 27 日）	调理后（2016 年 10 月 12 日）	备注
左侧	0.7mm × 0.38mm	0.65mm × 0.4mm	在此期间未接受任何治疗乳腺增生症的药物及方法
右侧	0.64mm × 0.35mm	结节和双侧腋下淋巴结节均已消失	

5. 研究成果

《运用情志疗法调理乳腺增生在健康管理中的操作规范》成功申报 2021 年中国民族医药学会科研项目（项目编号：2021Z1176-610001），于 2022 年 11 月正式结题。

该研究通过随机报名方式选取 35 位乳腺增生女性患者，由广东省人民医院健康管理中心出具调理前后体检报告作为数据对照。通过进行情绪处理，在 35 位患者中，13 位实现了症状消除或明显减轻，有效率为 37%。相关成果《运用情志疗法调理乳腺增生病症的疗效研究》论文，发表在《临床医药文献杂志（电子版）》2021 年第 8 卷第 27 期。

在此基础上总结形成的"情志疗法实践应用指南——乳腺增生调理"（项目标号 T/HSIPA001-2023）团体标准，于 2023 年 6 月正式发布实施。

按语：人在过往经历中经受身体或情感伤害时所形成的情绪，如果没有得到及时清除和释放，就会形成细胞记忆存储在生命系统中，随着环境的改变，随时会被触发而作用于生活中，形成与身体器官对应的情绪，在造成个人的生命能量缺失或不足的同时，也会使人更多地向身边的人掠夺、讨取。而一旦对方也出现能量缺失或需要得到、增加、获取能量时，两个人就会形成争夺与争执，也就导致了亲密关系中的"错位"，并会影响身心健康。

三、子宫肌瘤

子宫肌瘤是以月经异常、下腹包块、白带增多、压迫症状等为主要临床表现的在女性子宫部位发生的良性肿瘤。本病主要由子宫平滑肌组织增生形成，其间有少量纤维结缔组织。其好发于 30~50 岁妇女，尤以 40~50 岁最多见，20 岁以下少见。研究认为，这与子宫肌瘤是激素依赖性肿瘤相关。

（一）流行病学特点

子宫肌瘤作为最常见的女性生殖系统肿瘤之一，在育龄期发病率可达 20%~40%。近几年，国内关于女性子宫肌瘤流行病学的研究资料较少，缺乏全国性、广泛性的大样本研究。以下区域性、小样本研究不能代表我国女性子宫肌瘤的患病率，仅做研究参考。2014 年，昆山市已婚妇女病普查显示，子宫肌瘤患病率为 11.69%；2015 年，天津市某社区已婚妇女查体，子宫肌瘤检出率为 12.97%；2015 年四川某健康体检中心全年女性体检，子宫肌瘤检出率为 9.4%；2016 年贵州省妇女病检查，子宫肌瘤检出率为 0.25%；2017 年，上海某社区 2017 年妇女两病筛查，子宫肌瘤检出率为 10.3%；2018 年，兰州市妇女病筛查，子宫肌瘤检出率为 1.81%。

（二）发病原因

1. 年龄因素

美国学者研究发现，子宫肌瘤发生的危险率与年龄呈正相关，但增长速率却随年龄增长而减慢；年长女性（尤其是绝经后女性）的子宫肌瘤发生及发展呈现降低趋势。一项临床病例研究结果显示，育龄女性（大于 30 岁）子宫肌瘤的患病率大于 20%；另一项研究结果显示，初潮年龄在 11 岁之前与 13 岁之后的女性相比，患病率从 25% 增加到了 48%，该研究表明，女性初潮的发生年龄越早，则以后子宫肌瘤的患病率越高。

2. 种族、酒精及咖啡因的摄入

一项针对美国女性健康的研究表明，黑人女性子宫肌瘤的患病率远大于白人女性。饮酒女性比不饮酒女性有明显增高的患病率，并与女性自身酒精代谢时间和每天饮酒量同时相关。小于 35 岁的女性饮用高浓度咖啡因的咖啡（≥3 杯 / 天）和直接摄入咖啡因（≥500mg/ 天）均会增加子宫肌瘤的发生风险。

3. 激素依赖性

肌瘤好发于生育年龄，青春期前少见，绝经后萎缩或消退，提示其发生可能与女性性激素相关。生物化学检测证实，肌瘤中雌二醇的雌酮转化明显低于正常肌组织；肌瘤中雌激素受体浓度明显高于周边肌组织，故认为肌瘤组织局部对雌激素的高敏感性是肌瘤发生的重要因素之一。此外，研究还证实了，孕激素有促进肌瘤有丝分裂、刺激肌瘤生长的作用。

4. 遗传与分子生物学因素

细胞遗传学研究显示，25%~50%的子宫肌瘤存在细胞遗传学异常，包括12号和14号染色体长臂片段相互换位、12号染色体长臂重排、7号染色体长臂部分缺失等。分子生物学研究提示，子宫肌瘤由单克隆平滑肌细胞增殖而成，多发性子宫肌瘤由不同克隆细胞形成。

5. 其他因素

子宫内环境改变（患妇科系统疾病，如宫颈糜烂、盆腔炎、家族妇科肿瘤史、附件炎等）、激素、代谢性、饮食、压力和环境因素等均是导致子宫肌瘤发病的危险因素。

（三）临床分类

1. 按肌瘤生长部位分类

可分为宫体肌瘤（90%）和宫颈肌瘤（10%）。

2. 按肌瘤与子宫壁的关系分类

（1）肌壁间肌瘤：占60%~70%，肌瘤位于子宫肌壁间，周围均被肌层包围。

（2）浆膜下肌瘤：约占20%。肌瘤向子宫浆膜面生长，突出于子宫表面，肌瘤表面仅由子宫浆膜层覆盖。瘤体继续向浆膜面生长，仅有一蒂与子宫肌壁相连，成为带蒂的浆膜下肌瘤，营养由蒂部血管供应。因血供不足易变性、坏死。若蒂部扭转而断裂，肌瘤脱落至腹腔或盆腔，则形成游离性肌瘤。若肌瘤位于宫体侧壁向宫旁生长，突入阔韧带两叶之间，称为阔韧带肌瘤。

（3）黏膜下肌瘤：占10%~15%。肌瘤向子宫黏膜方向生长，突出于宫腔，仅由黏膜层覆盖，称为黏膜下肌瘤。肌瘤多为单个，可使宫腔变形增大，子宫外形无明显变化。黏膜下肌瘤易形成蒂，在宫腔内生长犹如异物，常引起子宫收缩，肌瘤被挤出宫颈外口突入阴道。

子宫肌瘤常为多个，各种类型的肌瘤可发生在同一子宫，称为多发性子宫肌瘤。

（四）临床表现

子宫肌瘤多无明显症状，仅在体检时偶然发现。其症状与肌瘤部位、有无变性相关，而与肌瘤大小、数目关系不大。

1. 月经量增多和经期延长

月经量增多和经期延长是子宫肌瘤最常见的症状，多见于大的肌壁间肌瘤及黏膜下肌瘤，肌瘤使宫腔增大，子宫内膜面积增加并影响子宫收缩。此外，肌瘤可能使肿瘤附近的静脉受挤压，导致子宫内膜静脉丛充血与扩张，从而引起月经量增多、经期延长。黏膜下肌瘤伴有坏死感染时，可有不规则阴道流血或血样脓性排液。长期经量增多，可继发贫血，出现乏力、心悸等症状。浆膜下肌瘤及肌壁间小肌瘤常无明显月经改变。

2. 下腹包块

肌瘤较小时，在腹部摸不到肿块，当肌瘤逐渐增大使子宫超过 3 个月妊娠大时可从腹部触及。巨大的黏膜下肌瘤可脱出于阴道外，患者可因外阴脱出肿物就医。

3. 白带增多

肌壁间肌瘤使宫腔面积增大，内膜腺体分泌增多，并伴有盆腔充血而导致白带增多；子宫黏膜下肌瘤一旦感染，可有大量脓样白带。若有溃烂、坏死、出血时，可有血性或脓血性、有恶臭的阴道溢液。

（五）临床诊断

本病根据病史、症状和体征，不难诊断。但对小的、症状不明显或囊性变肌瘤，有时诊断困难，可借助 B 超，探针探测宫腔深度及方向，或采用子宫镜、腹腔镜、子宫输卵管造影等协助诊断。

（六）中医对子宫肌瘤的认识

1. 中医古代文献对子宫肌瘤的记载

《灵枢·水胀》曰："石瘕生于胞中，寒气客于子门，子门闭塞，气不得通，恶血当泻不泻，衃以留止，日以益大，状如怀子，月事不以时下皆生于女子，可导而下。"

《中藏经》曰："积者，系于脏也；聚者，系于腑也；癥者，系于气也；瘕者，系于血也……癥有十二，瘕有八。"

《金匮要略·妇人妊娠病脉证并治》曰："妇人宿有癥病。经断未及三月。而得漏下不止。"

《校注妇人良方》曰："妇人腹中瘀血者，由月经闭积，或产后余血未尽，或风寒滞瘀久而不消，则为积聚癥瘕矣。"

《景岳全书·妇人规》云："瘀血留滞作癥，唯妇人有之。其证则或由经期，或由产后，凡内伤生冷，或外受风寒，或恚怒伤肝，气逆而血留，或忧思伤脾，气虚而血滞，或积劳积弱，气弱而不行，总由血动之时，余血未净，而一有所逆，则留滞日积，而渐以成癥矣。"

古代文献中提及的石瘕、积聚、癥瘕，与现代疾病中的子宫肌瘤的症状表现极为相似。

2. 子宫肌瘤的中医病因病机

子宫肌瘤是以月事异常、下腹包块、白带增多、压迫症状等为主要临床表现的女性常见良性肿瘤。女性子宫肌瘤属于中医学"癥瘕""石瘕"或"月经过多""崩漏"等范畴。其病因多为妇女经期、产时、产后等不同时期，体质偏颇、脏腑虚弱、精神情志不畅、调摄不当、外邪侵袭、饮食不节、冲任失调、脏腑功能失调所致。病机为风、寒、湿诸邪乘虚而入，或由素体阳盛、恣食辛辣、七情过极导致郁而化热、热扰冲任、迫血妄行所致，或由素体虚弱、劳倦过度等损伤脾气，或肾气亏虚、封藏失司导致冲任失调，气滞湿聚，痰凝血瘀等结于胞宫。病位在胞宫，涉及肝、脾、肾、冲任之脉。病性属虚实夹杂，虚则肝、肾、脾、冲任亏虚，实则痰湿、瘀血停滞积聚。

（七）情志疗法调理子宫肌瘤

1. 子宫肌瘤形成的情绪因素

（1）百病生于气，气即能量，情绪是对能量的最大消耗。

清代沈金鳌的《妇科玉尺》有言："妇人积聚之病，虽屡多端，而究其实，皆血之所为，盖妇人多郁怒，郁怒则肝伤，而肝藏血者也；妇人多忧思，忧思则心伤，而心主血者也。心肝既伤，其血无所主则妄溢，不能藏则横行。"意思是说，女性因为经常郁怒，会伤到藏血的肝，经常忧思会伤到主血的心，久而久之，疾病逐渐积聚。女性情绪最大的作用在于气。情绪影响气息在身体里的正常运转，或淤堵或冲撞。

（2）造成妇科病的情绪大多来自于情感与家庭生活。

夫妻关系不和谐、教育子女不顺利、自我性别认同错位等都会导致妇女产生沮丧、压抑、忧郁等情绪。女性甚至会通过妇科疾病来表达自己心智中对夫妻生活、生育、性别等方面的不满、不安、痛苦、气愤、自责、忏悔、压抑、屈辱等情绪。

心理学认为，人们大多数只对有安全度的人发脾气，因为在那个安全度之内，人的细胞记忆知道对方不会离开自己。但对于忍受的一方来说，却会变成一种压力和烦恼。女性有了孩子后，压力就会更大，因为对孩子的爱是没有尽头的，所以期望也会格外多。但是失望也会随之而来，孩子的反抗情绪也会逐步增加，最后难受的还是自己，疾病也会伴随压力而来。

2. 部分情绪与子宫肌瘤的对应关系

（1）情感或婚姻受到挫折后的生气、着急、憎恨、失落、怨恨等情绪。

（2）与母亲关系缺乏链接关系所形成的情绪。

（3）对孩子教育产生的着急、生气、无奈等情绪。

（4）与房子、房间有关及对应发生的事情而产生的情绪。

3. 案例举例

案例一

郭女士，47 岁。常规体检时发现患有子宫肌瘤。通过情志疗法找到她对父亲有着难以放下的情结。父亲患肝癌时，郭女士尽力照顾，最后父亲却埋怨她由于没有听从自己对婚姻的安排，心理一直有情结过不去，这让郭女士内心感到非常委屈难过。进而回顾和母亲的关系，郭女士觉得母亲偏爱弟弟，自己经常感觉得不到关爱和支持。将上述情绪释放后，她再次到医院检查时发现，肌瘤已经从 4.7cm×4.6cm×4.3cm 缩小为 1.7cm×1.6cm×1.5cm，明显缩小了。

案例二

叶女士，46 岁。2016 年 6 月因为腹部剧烈疼痛住院，检查发现子宫肌瘤大小为 97cm×72cm。通过情志疗法回顾家庭生活中令自己产生情绪的经历时，她表示一直觉得丈夫有外遇，内心非常委屈，一想到丈夫经常早出晚归就会非常生气，愤怒到不可遏制。这些情绪折磨着她，也折磨着整个家庭。释放情绪后，她放下了内心的焦虑，找到了爱家、爱丈夫、爱儿子的方式。7月10日，叶女士再次到同一家医院做同样的检查时，报告显示肌瘤大小为80cm×62cm，明显有好转。

案例三

李女士，46岁。由于性格内向、敏感、情绪不稳定而活得很累，各种情绪一直压抑在内心。她患有子宫肌瘤已经十多年了，体检时B超显示肌瘤最大的有5.5cm×4.5cm，已经具备手术指征。经过情志疗法和对家人思想的转变，她再次复查B超，显示最大的肌瘤为2.9cm×2.2cm，小了很多。

案例四

韩女士，38岁。B超检查报告显示子宫肌瘤最大的为3.6cm×3.3cm，并有宫腔积液。经过两次情志疗法，找到了与母亲关系紧张，多年来一直因为没有能力给予她出国学习的学费与母亲赌气、较劲，婚姻不顺导致离婚的情绪。再去复查，报告显示最大的肌瘤为2.9cm×2.2cm，宫腔积液消失。可见，行为和思想的转变，带来了身体的变化。

按语： 女性是最需要呵护的，只要得到一点爱，就会付出更多爱。女性的自我觉知会让她们以温柔的方式看待家庭、生活和世界，能够感受到生活中的美，从而带给生活更多的爱。

在中西医理论和实证研究中，情绪对疾病的影响都已得到证实。因此通过有效的情绪引导改善机体状况，可以成为现有治疗手段的一项重要补充。这一方法对于妇科疾病尤其有效，能够帮助广大女性减轻痛苦、恢复健康，进而拥抱更加和谐的婚姻、情感和亲子关系。

参考文献

［1］ 谢幸，苟文丽．妇产科学［M］．北京：人民卫生出版社，2013.

［2］ Skorstad M, Kent A, Lieng M. Uterine leiomyosarcoma-incidence, treatment, and the impact of morcellation.A nation-wide cohort study［J］.Acta Obstetricia Et Gynecologica Scandinavica, 2016, 95(9): 984-90.

［3］ Selo-Ojeme D, Lawal O, Shah J, et al.The incidence of uterine leiomyoma and other pelvic ultrasonographic findings in 2,034 consecutive women in a north London hospital.［J］. Journal of Obstetrics & Gynaecology the Journal of the Institute of Obstetrics & Gynaecology, 2008, 28(4): 421-3.

［4］ 杨玉琴. 2473 例妇女病普查的结果分析［J］. 中外女性健康研究，2018
（22）：73，178.

［5］ 刘静俊. 2011-2015 年天津市东丽区万新街社区已婚育龄妇女查体结果分
析［J］. 中国初级卫生保健，2017（2）：30-32.

［6］ 曾忠仪，吴琳娜. 成年女性子宫肌瘤患病率的多因素分析［J］. 华西医
学，2017，32（02）：223-225.

［7］ 张飞雪，黄太华. 2014-2016 年贵州省农村妇女宫颈癌检查项目结果分析
［J］. 现代预防医学，2019，46（3）：447-451.

［8］ 李艳波，陈锐. 上海练塘镇社区妇女两病筛查结果分析［J］. 上海医药，
2018，39（20）：50-51，62.

［9］ 郑蓉，梁芳，白瑾，等. 2014-2018 年兰州市妇女病患病情况分析［J］.
现代预防医学，2019，46（21）：3897-3901.

［10］ Laughlin SK, Schroeder JC, Baird DD. New directions in the epidemiology of
uterine fibroids［J］. Semin Reprod Med. 2010; 28(3): 204-217.

［11］ Novak E R, Woodruff J D. Myoma and other benign tumors of the uterus［A］.
Novak E R, Woodruff J D. Gynecological and obstetric pathology［C］. ed8.
Philadelphia: WB Saunders, 2000: 1-4.

［12］ Schwartz SM. Epidemiology of uterine leiomyomata［J］. Clin Obstet
Gynecol. 2001, 44(2): 316-326.

［13］ Wise LA, Palmer JR, Harlow BL, et al. Risk of uterine leiomyomata in relation
to tobacco, alcohol and caffeine consumption in the Black Women's Health
Study［J］. Hum Reprod. 2004; 19(8): 1746-1754.

［14］ 李芊. 子宫肌瘤病因学及诊疗方式的应用［D］. 重庆医科大学，2017.

［15］ 任聪，刘大胜，王凤，等. 中医药治疗子宫肌瘤的研究进展及述评［J］.
中国中医基础医学杂志，2019，25（01）：135-138.

第十二章 五官科病症

一、概述

五官，通常指颜面部的眼、耳、鼻、舌、口。《黄帝内经》曾提出"心开窍于舌、脾开窍于口、肺开窍于鼻、肝开窍于目、肾开窍于耳"。这就表明，五官的功能直接反映了五脏的健康状况，它们的一些异常变化也代表了五脏隐藏的病变。因此，许多全身性疾病会在面部五官上呈现特征性改变，检查面部及其器官对某些疾病的诊断具有重要意义。

二、眼部病症

眼睛作为视觉器官，包括眼球、视路和眼附属器三部分。眼球接收信息，经视路向皮质中枢传递，完成视觉功能，发挥明视万物、辨形状、别颜色、传递感觉和思想的作用。眼附属器负责保护、容纳眼球，保证眼球转动。人类的交际活动与感情交流，很多信息的传播与实践也体现在目光、眼神的交换之中。

（一）眼睛的结构及生理功能

眼睛作为视觉器官，包括眼球、视路和眼附属器三部分。

1. 眼球

眼球由眼球壁和眼内容物两部分组成。眼球内容物包括房水、晶状体、玻璃体组织。

（1）眼球壁：分外层、中层和内层。

外层由角膜和巩膜组成。角膜，中医曰"黑睛"，具有屈光作用；巩膜，中医曰"白睛"，结构坚韧，具有支持和保护眼内组织的作用。

中层为葡萄膜组织，由虹膜、睫状体、脉络膜组成。虹膜，中医曰"黄仁"，具有遮光作用；瞳孔，中医曰"瞳神""瞳仁"，具有调节光亮的作用；

　　睫状体，具有产生并调节房水的作用；脉络膜，具有营养遮光作用。

　　内层为视网膜组织，又称为视衣，具有感光作用。视网膜的中央部位有一无血管区域为黄斑区，其中心最薄，称为中心凹，是视觉最敏锐之处。视网膜上的视细胞可以分两类，一类为视锥细胞，分布在黄斑中央凹区；另一类为视杆细胞，位于中央凹外。视锥细胞司明视觉与色觉，视杆细胞司暗视觉。若黄斑区受损害，则可发生中心视力与色觉障碍；若视网膜周边部受损害，可产生夜盲。

　　（2）眼内容物：①房水：中医曰"神水"，为无色透明液体，由睫状突产生，充满于前房与后房。房水的功能是供给角膜、晶状体、玻璃体营养和维持眼内压。②晶状体：中医曰"晶珠"，形如双凸透镜，为富有弹性的无色透明体，位于虹膜后面、玻璃体前面的晶状体凹内，借助悬韧带与睫状体相联络，并保持其正常位置。晶状体的主要功能是调节作用，青年人晶状体富有弹性，能自动改变屈光度，调节焦距，以便观察远近物体。③玻璃体：中医曰"神膏"，为无色透明的胶状体。具有导光、机械支撑固定眼球、视网膜的作用。

　　2. 视路

　　视路是视觉纤维由视网膜到大脑皮质视觉中枢的传导路径，包括视神经、视交叉、视束、外侧膝状体、视放射和视皮质。

　　3. 眼附属器

　　眼附属器包括眼眶、眼睑、结膜、泪器（泪腺、泪道）、眼外肌，对眼起支撑、保护、湿润等作用。眼的血管与神经，与眼附属器形成有机整体，为眼睛提供营养支持和维持其功能活动正常。

　　（二）常见的眼部病症

　　眼睛的组织结构或者视觉传导通路发生异常，将导致眼睛的视力、视觉功能受损或者丧失。

　　1. 视力异常

　　（1）屈光不正：近视、远视、散光。

　　（2）器质性病变：白内障，常见于角膜、睫状体、晶状体、玻璃体、眼底病变。

2. 视野异常

视野狭小、偏盲，见于视神经、视网膜病变。

3. 视觉异常

色弱、色盲，可由遗传因素、视网膜病变、视神经萎缩、球后视神经炎等情况引起。

4. 其他症状

红、肿、热、痛、胀、痒、干涩或异常分泌物，多见于急性炎症、血管阻塞、畸形、眼压高等。

（三）情志疗法调理眼部病症

1. 中医对眼部病症的认识

眼睛，是视觉器官，又称为目，由眼珠、胞睑、泪泉、眼带、眼眶等组成。五脏六腑之精华上注于目，目乃神窍，具有明视万物、辨形状、别颜色、传递心神之作用。

（1）目与五脏的关系：中医把眼部由外向内分为胞睑、两眦、白睛、黑睛、瞳神五个部分，分别命名为肉轮、血轮、气轮、风轮、水轮，总称为五轮。《灵枢·大惑论》曰："五脏六腑之精气，皆上注于目而为之精。精之窠为眼，骨之精为瞳子，筋之精为黑眼，血之精为络，其窠气之精为白眼，肌肉之精为约束，裹撷筋骨血气之精，而与脉并为系，上属于脑，后出于项中。"大体指出了眼的各部分与脏腑的关系。五轮学说是后代医家在此论述基础上发展起来的，它将眼局部划分为五轮，明确地分属于五脏，借以说明眼的解剖、生理和病理，并用于临床，指导辨证。

（2）目之功能：眼的主要生理功能是产生视觉与传神。目主司视觉，具有视万物、辨形状、辨颜色的重要功能。《医宗金鉴》曰："目者，司视之窍也。"《素问·五脏生成篇》曰："肝受血而能视。"《灵枢·脉度篇》曰："肝气通于目，肝和则目能辨五色矣。"眼睛是肝功能反应的外窍。如一个人肝火旺时，眼中就会放出怒光。传递心神，指眼可传神。眼睛是透露人内心世界的最有效途径，人的一切情绪、情感和态度的变化，都可从眼睛里显示出来。美国人类学家博厄斯说："眼睛是灵魂的窗户，人的才智和意志可由此看出来。"透过一个人的眼睛，就可以了解对方的身心状态。

眼部的许多症状也是由人的内在情绪引发的。《素问·解精微论》曰："夫心者，五脏之专精也，目者其窍也……神志俱悲而泣。"心、肾的神与志相应俱动，产生流泪，传递情感。清代徐文弼的《寿世传真》指出："目乃神窍。"因此，"望眼神"是中医临床望诊中推测神之旺衰、有无、真假的重要手段之一。眼睛活动灵敏，精彩内含，谓之"有神"；眼无精彩，目暗睛迷，谓之"无神"；若患者原本精涸气弱神衰，而目光突然出现转亮，谓之"假神"，乃"回光返照"之危象。

（3）眼部病症的病因病机：眼病常见的病因有外感六淫、疠气、七情内伤、饮食劳倦、眼外伤、先天不足与衰老，可导致视力损伤、视觉障碍、眼部组织红肿热痛或疮疡等。

视野缺损、视物昏朦：①情志不畅，肝郁气滞，气郁化火，灼津为痰，郁阻目中脉络，玄府闭塞，神水积滞。②脾失运化，痰湿内郁，上扰眼目，致神水积滞。③外感六淫以风、热、湿、毒。

目眩：①肝肾不足，母子相离，肾阳不足，水湿痰浊上泛壅遏目络。②肾水亏虚，水不涵木，肝木失养，则眼目昏眩。③外邪中于项入深，随眼系入脑，则脑转目系急，发为目眩。

视见异物：①邪中其精，精散则视歧，视歧见两物。②神分精乱而不抟，卒然见非常处。

眼目开合异常：①目不瞑：不能（欲）闭眼，多见于失眠证。卫气不入于阴，常留于阳。②目闭：不能（欲）睁眼，多见于嗜睡。卫气不入于阳，常留于阴。

2. 眼部病症与情绪的关系

近视已成为全球性的公共卫生问题。目前，全球的近视的患病率为28.3%，且在不断上升，预计2030年将达到39.9%，2050年将达到49.8%。2018年我国青少年近视率为53.6%，小学生、初中生和高中生筛查性近视率分别为36.0%、71.6%和81.0%。当今的学习环境与照明条件越来越好，但为何越来越多的孩子出现视力问题呢？当一个人有不想面对的人、事、物时，就会产生不想看、不愿看的情绪。

3. 部分情绪与眼部病症的对应关系

（1）有着对人、事、物不想看、不爱看、看不起、瞧不起而产生的情绪。

（2）把某些人或事情看得太好、太重了，结果与实际不符而引发的情绪。

（3）忍受在过往经历中受到的伤害，不想看到又没法不看；对人有怨气、对未来担忧，对前途不知所措。

4. 案例举例

一位18岁的中学生，眼睛出现视力下降情况。在与他沟通过程中，发现他最近在父母的要求下，为了考年级前三名，学习压力过大，产生了紧张的心理，甚至面对这次的升学考试都心感恐惧，担心自己考不好，考不到本地最好的学校，让父母没有面子。同时，他还有失眠表现。通过情志疗法，引导他释放这些压力后，让他懂得了要正确面对升学，带着积极的心态面对这次升学考试。并与孩子父母进行了沟通，让父母懂得如何爱孩子，在升学前期应该如何支持孩子。父母的改变和孩子的情绪释怀，让这位中学生的视力下降情况很快得到了缓解。

按语： 当前，越来越多的青少年出现眼部问题，这与不断增加的学习考试压力密切相关。家长需要特别注意对孩子情绪问题的疏导，避免过度向孩子施压。只有当孩子处于轻松自在的生活状态时，才能做到眼明心亮。

参考文献

［1］彭清华. 中医眼科学［M］. 北京：中国中医药出版社，2012.

［2］李娟. "眼"的符号意义及其设计应用研究［D］. 南昌大学，2018.

［3］廖品正. 中医眼科学［M］. 上海：上海科学技术出版社，1986.

［4］熊征宇. 体态语和礼仪［M］. 中国经济出版社，2005.

［5］University of New South Wales.Impact of increasing prevalence of myopia and high myopia：report of the Joint World Health Organization Brien Holden Vision Institute Global Scientific Meeting on Myopia［R］. Australia：UNSW，2015.

［6］谢沂楠. 教育部：我国儿童青少年近视率过半超八成高中生近视［EB/OL］.［2020-01-20］. http://www.moe.gov.cn/jyb_xwfb/xw_fbh/moe_2606/2019/tqh20191105/mtbd/201911/t20191106_407061.html.

［7］陶芳标.《儿童青少年近视防控适宜技术指南》专题解读［J］. 中国学校卫生，2020，41（02）：166.

三、耳部病症

耳作为听觉器官，具有产生听觉和维持人体平衡的功能。耳位于头面部，是清阳之气上通之处，属"清窍"之一。它虽是局部器官，但不能离开整体而孤立发生作用。《灵枢·口问篇》说："耳者宗脉之所聚。"由于全身各大脉络聚会于耳，使耳与全身各部及脏腑发生密切联系，脏腑的生理功能和病理变化常循经脉反映于耳。

（一）耳的解剖结构

耳分为外耳、中耳、内耳三部分。

1. 外耳

外耳包括耳郭和外耳道。

耳郭由不规则富有弹性的纤维软骨框架覆以软骨膜和皮肤构成，分前（外侧）面和后（内侧）面。耳郭前面依次按位置命名为耳轮、耳轮脚、对耳轮、舟状窝、三角窝、对耳屏、耳甲艇、耳甲腔、外耳道口、耳屏、耳前切迹、对耳屏、屏间切迹、耳垂。耳郭后面较平整而稍隆起，其附着处为耳后沟。

外耳道起自耳甲腔底之外耳道口，向内至鼓膜，全长 2.5~3.5cm，略呈"~"形，由软骨部和骨部组成。软骨部约占其外 1/3，骨部占其内 2/3。二者交界处较狭窄，称外耳道峡部，异物常嵌顿于此。软骨部皮肤较厚，富有毛囊、皮脂腺和耵聍腺。耵聍腺是大汗腺，分泌物与脱落上皮细胞混合成耵聍。

2. 中耳

中耳包括鼓室、咽鼓管、鼓窦及乳突四部分。位于外耳与内耳之间，是声音传导的主要部分。

3. 内耳

内耳结构复杂而精细，故又称迷路，深藏于颞骨岩部骨质内，含有听觉和平衡觉感受器，包括骨迷路和膜迷路两部分。膜迷路位于骨迷路内，膜迷路内含有内淋巴液，膜迷路和骨迷路之间含外淋巴液，内、外淋巴液互不相通。

骨迷路由致密骨质构成，分为耳蜗、前庭、半规管三部分。依功能可分为听迷路（耳蜗）和平衡迷路（前庭及半规管）。

膜迷路由套在骨迷路内的膜性管和膜性囊组成。膜迷路借纤维束固定于骨迷路壁，悬浮于外淋巴液中，分为椭圆囊、球囊、膜半规管和膜蜗管四部分，各部相互连通。

（二）耳的生理功能

1.听觉生理

（1）耳具有传导声音产生听觉的作用，外界声音传入内耳有空气传导和骨传导两种途径，以空气传导为主。①空气传导：声波经外耳道传至鼓膜，引起鼓膜振动，再经听骨链传导到镫骨底板，激荡内耳淋巴产生波动，从而引起基底膜上的螺旋器或柯蒂氏器振动而感受声音刺激，产生听觉。②骨传导：声波直接经颅骨途径传导到内耳，使淋巴液产生波动，继而刺激基底膜上的螺旋器而产生听觉。骨传导有移动式和压缩式两种。

（2）外耳生理：耳郭似喇叭形，有助于收集声波至外耳道并传到鼓膜，同时对某些频率的声波有增压作用。外耳道是一端封闭（鼓膜），另一端开放（外耳道口）的管道，对波长为管长4倍的声波能起到最佳的共振作用。同时，双耳的协同作用有助声源定位。

（3）中耳的生理功能：将外耳道内空气中声音的振动能量传递至耳蜗淋巴液。中耳通过阻抗匹配作用，将空气中的声波振动能量高效能地传入内耳淋巴液中，这种功能的完成是通过鼓膜和听骨链作为声压转换增益装置来实现的。

咽鼓管主要功能有：①保持中耳内外压力的平衡。②引流鼓室、咽鼓管黏液排至鼻咽部。③防声、消声作用。咽鼓管自然的关闭状态，能阻隔说话、呼吸和心脏搏动等自体声响的声波直接传入鼓室，产生声音感觉。④防止逆行性感染。

（4）耳蜗生理：①传声功能：声波振动通过镫骨底板传至外淋巴液时，引起基底膜振动，并以波的方式沿基底从蜗底向蜗顶传播，就像在抖动一条绸带。耳蜗能区分不同声音频率，耳蜗底部受损时主要影响高频听力，耳蜗顶部受损时主要影响低频听力。②感音功能：在耳蜗中将机械能转为生物电变化，激发传入性神经递质谷氨酸钠等释放，使蜗神经末梢产生神经冲动，沿各级中枢传导结构传至大脑皮质听觉中枢，产生听觉。

2. 平衡生理

平衡是使身体在空间保持适宜位置的必要前提。人体维持平衡主要依靠前庭、视觉及本体感觉三个系统相互协调来完成，其中前庭系统最为重要。前庭感觉器包括半规管、椭圆囊和球囊。

（1）半规管的生理功能：主要感受人体或头部旋转运动的刺激引起综合反应，维持身体平衡。

（2）椭圆囊和球囊的生理功能：具有耳石膜，合称耳石器官，主要功能是感受直线加速度，维持人体静态平衡。

（三）常见的耳部病症

耳部病症包括耳部的炎症、耳聋、肿瘤等，其中炎症占首位。

（四）情志疗法调理耳部病症

1. 中医对耳部病症的认识

（1）耳与脏腑经络的关系：耳的生理功能和病理变化与心、肾、脾、肝、胆等脏腑关系较为密切。《灵枢·邪气脏腑病形篇》曰："十二经脉，三百六十五络，其气血皆上于面而走空窍……其别气走于耳而为听。"其中，直接循行于耳的经脉有：①足少阳胆经、手少阳三焦经，均从耳后入耳中，走耳前。②足阳明胃经，从颊车上耳前。③手太阳小肠经，由目锐眦入耳中。④足太阳膀胱经，从颠顶至耳上角。耳通过经脉与脏腑和全身广泛地联系，可将耳壳分区，分别隶属于人体各部，并以此作为诊断疾病和治疗疾病的依据。

（2）常见的耳部病症：耳部常见病症归于中医"耳痛""耳脓""耳鸣""耳聋""耳病眩晕"等范畴。导致耳病的病因是正气内虚，风、热、湿等外邪侵犯人体。病机为正邪斗争，五脏六腑功能失调，发生耳部病变。病位多为心、脾、肾、肝、胆。病性属虚实夹杂。常见证型有邪毒外犯、肝胆湿热、邪热犯心、肾脏亏虚、脾虚湿困。

2. 耳部病症与情绪的关系

（1）中医情志与耳疾：《灵枢·脉度》曰："肾气通于耳，肾和则耳能闻五音。"这说明，只有五脏六腑生理功能正常，才能耳聪目明。当一个人肾功能异常时，也会直接影响耳的听力。尤其是老年人，肾气渐衰，易于烦躁，如果平时脾气不好，暴怒伤肝，就会影响耳目，导致视物模糊，眼痛眼胀或耳聋、耳鸣等病症。因此，脾气较大的人在生活中应注意戒除焦躁，培养平和的心情。

肾开窍于耳，恐伤肾。当人经历、接收、感觉、体验到让自己产生恐惧的心灵感受时，就会影响肾脏，而肾脏又与耳相关联，因此产生耳鸣、耳闭、耳聋，伴腰酸、腰软、腰痛等症状。

（2）当人听到不想听、不愿听的声音或听到某事就很烦的时候，人的心智就会依据思想关闭耳朵的听觉功能。

一项对银川市 2009 名中学生开展的听觉障碍和耳科疾病的流行病学调查中显示，有 66 例听觉障碍，患病率为 3.29%。其中，非感染性因素为中学生听觉障碍的主要病因，占 63.64%（42/66）；噪声性听力损失居各种病因的首位，占 54.55%；中耳炎及原因不明者分别居 2、3 位。4 例听力残疾中学生的病因中 2 例为遗传性。耳科疾病 142 例，总体患病率为 7.07%，外耳疾病患病率为 3.84%，中耳疾病患病率为 0.80%，内耳疾病患病率为 2.44%。听觉障碍和耳科疾病患病率，男生高于女生。耵聍栓塞、噪声性听力损失、先天性耳前瘘管、化脓性中耳炎、外耳道炎是中学生耳科的常见疾病。

这份调查显示，中学生耳科疾病患病率较高，已经严重影响中学生的身心健康发展。这其中一个重要原因就是，他们在家不得不听那些他们并不想听的声音。如家长不顾孩子感受，没完没了地唠叨。孩子长时间忍受不想听的话，会产生拒绝听其他人说话的情绪，这种情绪就会从心智方面影响耳的听觉功能。

3. 部分情绪与耳部病症的对应关系

（1）不想听、不爱听、讨厌有人对自己大声说话、大声批评、大声指责、唠叨等情绪。

（2）听到刺耳的声音很烦、很讨厌，想逃离又逃离不了的情绪。

（3）因听到打雷声、爆炸声、放炮声、喊叫声、尖叫声等受到惊吓感到的害怕、恐惧等情绪。

（4）听到父母争吵、父母的长辈或者父母对自己的性别等不满意感到的失落情绪。

4. 案例举例

案例一

一位 64 岁女性时常出现耳聋的现象，但检查耳部未提示异常。通过情志疗法引导，得知她的爱人退休后一直对原单位领导不断抱怨，每天焦虑烦躁，不停唠叨，看谁都不顺眼。她是一个任劳任怨的人，所有的委屈都压抑在心里，从不对外发泄，久而久之因为产生不想听的情绪，从而出现了听力障碍。经过调理，她能够听到远处的声音。她的女儿为其父亲进行了情绪释放，父亲在家也不再唠叨、抱怨了。从此，家里氛围变得和谐了，这位女性的听力也逐渐恢复了正常。

案例二

金先生 4 岁的孩子出现了听力下降的问题，经常只能听见前一句话，后面的就听不见了，并且不能与别人正常对话。去医院检查发现，孩子的耳朵和听力没有问题。经过了解，发现金先生是一个很冲动的人，经常会突然发火。即使妻子怀孕时，他俩也会经常吵架，孩子在婴幼儿时期就常常被他们的吵架声惊醒。人的身体有自我保护功能和逃离苦难机制，孩子在保护机制下不想再听到外界的声音，所以才会出现听力异常。金先生夫妇认识到自己的错误，做了深刻的反省，开始改变自己的生活状况，并且通过情志疗找到了造成自己在生活中容易大声喊叫的经历，释放了多年压抑的情绪，说话也变得柔和很多，不再对孩子大声喊叫。6 个月后，孩子的听力也明显改善了。

按语：俗话说"耳不闻，心不乱"。人们通常以为，当不再听到那些让自己恐惧、生气的声音时，就能获得内心的清静。其实不然，内在的情绪如果不能及时清除和化解，就会在心智中"生根发芽"，随时影响人的生活。

通常，听力有状况的人周围都会有一听到这个人说话就令自己心生烦躁的人，或是一位说话很啰唆的人，自己想逃避或躲避而又做不到，或小时候遇到突然大的声音受到惊吓等情况。其实，身体会按照人的思想给予调整，当不想听时，就会由思想对身体发出"关闭"的指令，这就是思想对身体的影响。

参考文献

[1] 王德鑑. 中医耳鼻喉科学［M］. 上海：上海科学技术出版社，1985.

[2] 阮岩. 中医耳鼻咽喉科学［M］. 北京：人民卫生出版社，2016.

［3］ 李宗华，邬玉龙，张顺霞，王志忠．中学生听觉障碍和耳科疾病的流行病学调查［J］．中国眼耳鼻喉科杂志，2015，15（06）：409-410.

情志疗法调理登记表及知情同意书

情志疗法调理登记表

年　月　日 　　　　　　　　　　　　　　　　　编号：

情志疗法调理师信息					
姓　名		性　别		调理时间	
电　话		年　龄		调理地点	
来访者信息					
姓　名		性　别		职　业	
电　话		年　龄		婚姻状况	

是否参加过心智教育体系相关课程

是否通过读书、音频、视频对心转病移的理论与方法有所了解

来访者家庭成员基本情况及特别发生的事件

来访者身心健康状况

医院检查报告

情志疗法调理师分析与总结

来访者身心健康状况所对应情绪

影响来访者身体健康的事件

情志疗法调理前后对比（身体状况，感受，情绪）

来访者通过情志疗法调理学到了什么，有哪些思想转变

情志疗法前期做了哪些准备工作

在操作过程中遇到的问题和解决的方案

有哪些需要提高或改进

本次情志疗法的总结

其　他

情志疗法调理知情同意书

情志疗法调理师和来访者双方均了解情志疗法的理论与方法，明确运用情志疗法开展身心健康调理主要在于通过当下身心健康状况找到影响健康的对应情绪，并进行有效的释放、化解和清除，达到改善健康状况的目标。

来访者愿意接受情志疗法进行调理，将按照情志疗法调理师的要求与引导配合其开展相关事件及情绪的处理。

是否_____同意情志疗法调理师对调理过程和咨询内容进行记录和录音，形成案例报告、咨询记录，录音资料可以交由督导师进行评估，对于督导师发现的问题将配合做好后续调理工作。

情志疗法调理师将严格遵守情志疗法调理师职业道德和伦理守则，按照标准操作规范为来访者进行调理和咨询，对于来访者的资料和调理过程做到严格保密，所有内容仅限督导使用，不作外传。

来访者若发现情志疗法调理师有任何违背职业伦理以及保密原则的情况，可保留对情志疗法调理师提出异议和相关赔偿的权利。

本次情志疗法调理时间从_____到_____止，每小时收费_____元人民币。

情志疗法调理师签名：　　　　　来访者签名：
日期：　　　　　　　　　　　　日期：

（一式三份，情志疗法调理师、来访者、督导师各留存一份，可复印）